限りなくやさしく、
やさしく、
やさしく

幸せな旅立ちを

看《み》取《と》り士日記

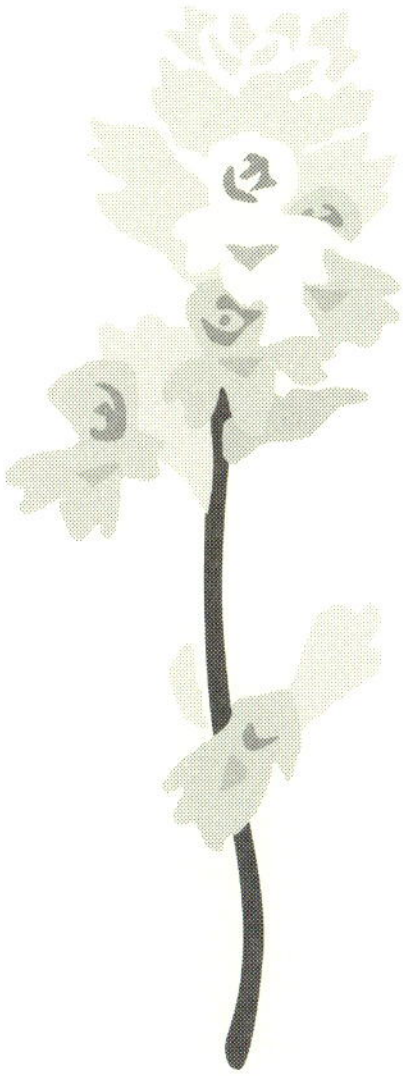

柴田久美子

コスモ21

目次……看取り士日記

秋

看取りの家……「なごみの里」

冬

母とともに

春　臨終

プロローグ　やさしく慈愛に満ちていた父の死

お母さん、あなたは最期まで父にガンの告知はしませんでした

父は、60歳のときに胃ガンに倒れました。ガンが分かったときはすでに末期で、入院して開腹したものの手術はできませんでした。そして、すぐ自宅に戻されました。

いつもやさしい笑顔で父の看病をしていた母が、隠れてひそかに泣いている姿を、私は何度か目にしていました。幼い私には、母の悲しみに思いをはせるほどの心の余裕を持ち合わせていませんでした。

父は最期のときまで、苦しいとも痛いとも口に出すことはなく、毎日モルヒネを打ちに来てくれる看護師を笑顔で迎えて冗談を言い合っていました。

そして、寒かった出雲地方に温かい日差しがさすようになった小学6年生の春の日

のこと。私がいつものようにたんぽぽの花を手にいっぱい摘んで、学校から帰ると多くの人が父の周りを取り囲んでいました。

父はお世話になった医師や看護師に「ありがとうございます。お世話になりました」とはっきりとした口調で感謝の言葉を言いました。そして、母と姉、そして兄にもお礼を言いました。ゆっくりと手を差し出すと、私の手を握り、

「ありがとう、くんちゃん」

最後にそう言って父は静かに目を閉じました。

もしかすると、もう一度やさしく逞《たくま》しかった父が起き上がって、抱きしめくれるのではないかと、声をかけました。しかし、父の目は再び開くことはありませんでした。その場は荘厳な光に包まれ、父を囲む皆の顔がやさしく、やさしく、やさしく慈愛に満ち溢れて輝いていました。部屋は透き通るような明るさに変わり、障子の桟《さん》が光っていたように記憶しています。

かすかに笑いを含んだ父の安らかな顔を見つめながら、私は人の死とはこうも満ち足りた深い感動を誘うものなのだと心に留めて、身じろぎもせず父を見つめていました。

すると、どこからともなく今まで感じたことのない悲しみがこみ上げてきました。父の手を握りしめて私は泣きつづけました。父の手は冷たくなっていき、やがて固くなりました。

母は、私の指を1本1本父の手から引き離しました。そして「もういいでしょう」と言って抱きしめてくれましたが「いいわけないでしょう」と母を振り切って、父に抱きついて泣きつづけました。

当時の出雲はまだ土葬でした。

翌日、父の棺が埋められることがたまらなく悲しくて、土をかけることができず、私は周りの大人を困らせました。もう涙が枯れてしまうのではないかと思うほど、2日間泣きつづけました。

出雲に生まれ育った父は、ブドウ畑を営み、いつも真っ黒に日焼けをしていました。たばこは体に悪いからと飴玉をポケットに入れていて、いつもなめていました。私が学校から帰るとポケットからその飴玉を取り出して口に入れてくれました。

1頭だけ飼っていた牛を、出雲大社で開かれた牛市で売ることができず、連れて帰りました。その牛を、ペットのようにかわいがり、神戸川にいっしょに連れて行き、体を洗ってやるのが常でした。

同じ川で水泳の練習をする私は、気恥ずかしい思いがしたものです。そんなやさしい父でした。

私たち兄妹がけんかをはじめると「腹が立ったら3分してからものを言いなさい」と言うのが口癖でした。また、「大声を出すんじゃない。言葉には魂があるんだよ。だからやさしい言葉を使ったほうがいいんだ」と言います。

病院から自宅に戻った父の部屋には、いつも寝床が敷かれていて、私は学校から帰ると一目散に飛んで行きました。

「お父さん、学校でやす君がいじめるんだよ。もう学校に行きたくない」

泣きだす私に父は言いました。

「くんちゃん。きっとやす君は今ごろとても嫌な思いをしている。人間にはよい心が誰にもあるんだ。だから許してあげなさい。明日やす君に会ったら、くんちゃんから笑顔で挨拶してあげるんだよ。それができんのなら、今こう言ってごらん。やす君のこと、許しますって。ほらいっしょに言おうね」

そう言いながら、いっしょに「やす君のこと、許します」と何度も何度も口に出す父でした。

私は柴田を名乗っていますが、実家は大国《おおぐに》です。出雲大社の祭神が大国主大神《おおくにぬしのおおかみ》です。出雲大社の近くに生まれ、家は代々大社の氏子で、父は大国主とのゆかりをとても喜んでいました。

私は父と母から、大きくなったら大社の巫女《みこ》になると、よく言われました。でも、アルバイトで巫女はしましたが、本気で巫女になるつもりはありませんでした。しかし、暮らしの中に昔からの教えは染みこんでいて、ことあるごとに出雲大社にお参りし、大国主を身近に感じてきました。

父が「ありがとう」と言って亡くなったのは、大国主の教えから、命のもとに行くと思っていたのだと今はそう思っています。

出雲大社は縁結びの神様です。大国主大神はスサノオが治める黄泉《よみ》の国に行って娘のスセリビメをめとり、この世に戻っていますから、あの世とこの世を結ぶ神様です。

私は看取《みと》り士として、あの世とこの世をつなぎ〝死にゆく人と残される人との縁〟を結んでいるのかもしれません。

出雲大社にお参りすると、不思議なことにあの世を感じることができます。大社の清らかさは、旅立ちのときの清らかさです。

幼いながらに、父から最期に「ありがとう」と言われて、そんなことは何もしていないと思いました。私が存在していることそのものが、父には感謝なのだろうか。

そう思うと余計に悲しみがこみ上げたのでした。

会いたいと思うときに会えず、話をしたいと思っても話ができません。死とはこんなにも無情なものです。

しかし、父は今も私の魂の中に生き続けています。体は朽ちて父には会えません。だからこそ、話ができないからこそ、いつも魂の深いところに、父が棲《す》みついて、折に触れて会話をし、交流をすることができるのです。

お母さん。

お父さんが旅立った後、毎朝仏壇に向かって長い時間話しかけていましたね。50代という若さで、愛する人を送った切なさは、どれほどだったでしょう。

私は今、その年を越えて当時を振り返りながらあなたの想いを感じます。きっと、お母さんは仏壇の向こうにお父さんの声が聞こえていたのでしょう。

お母さん、あなたはもうこの世にはいませんが、あなた宛てに長い手紙を書きました。

私の心に棲むあなたに、あなたに対して繰り返してきた親不孝の懺悔《ざんげ》の思いを込めて、そして、いつもお母さんが私の心の中にともにいてくださることに感謝して綴《つづ》りました。

夏

ヘルパーとして

お母さん

　初夏の風に、桑の実が揺れる季節になりました。そういえば、幼い日に、学校から帰ると取りたての桑の実を私に差し出してくれましたね。

　かいこの世話のために刈り取った桑の葉、そのときいっしょに私のためにそっと桑の実を取ってくれていたのですね。お母さんのやさしい笑顔とともに思い出します。

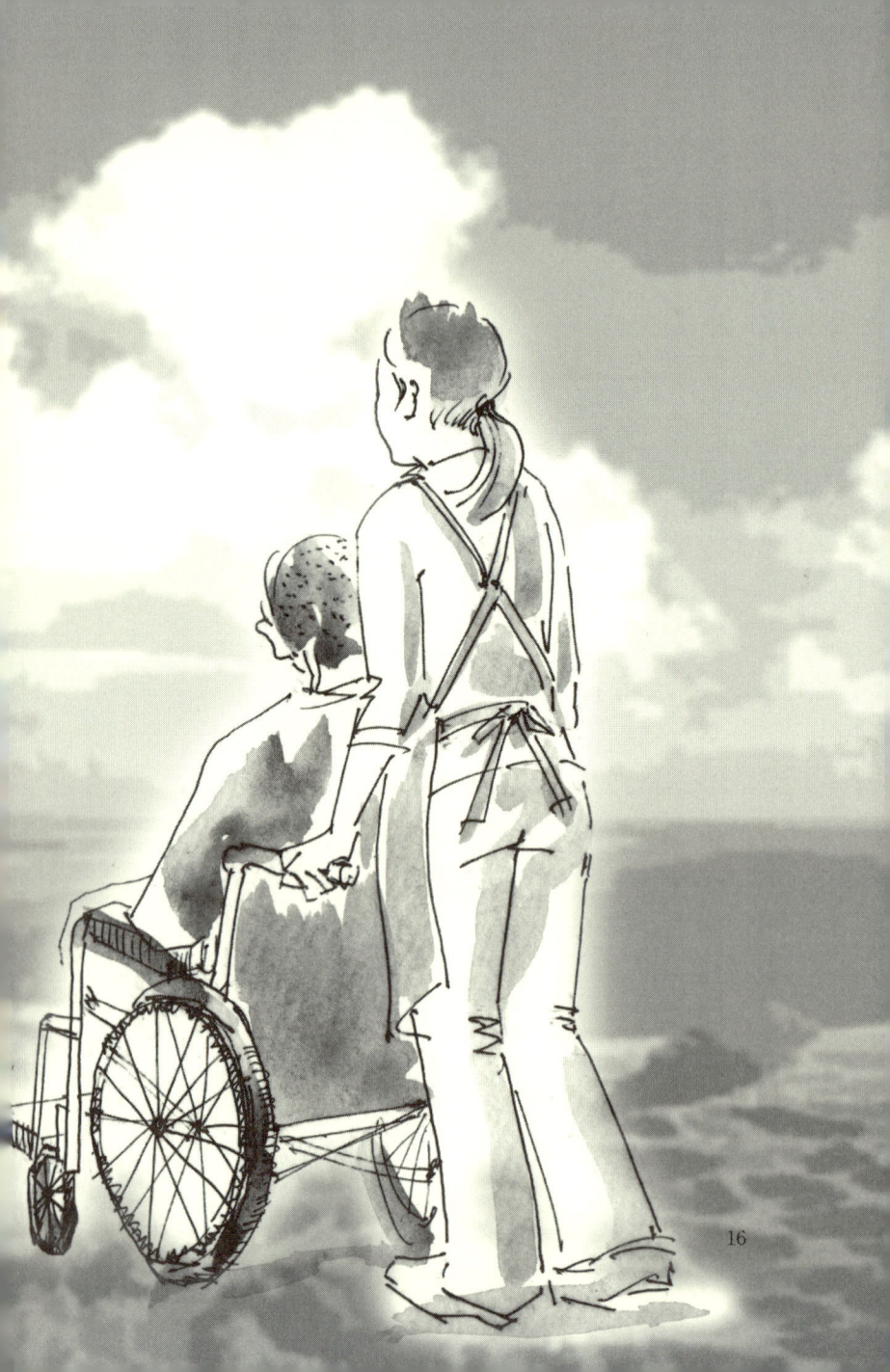

専門学校卒業後、マクドナルドの社長秘書として奇跡的に就職できた私でした。企業戦士として猛烈に働き、結婚をして三人の子供に恵まれたにもかかわらず、自殺未遂をするほど生きる力を失っていました。

そんな私が「もう一度生きよう」と希望を抱いたのは、ある夜、はっきりと「愛こそ、生きる意味だ！」という声を聞いたことでした。

これこそが神仏の業だと感じとった私は、この日を境に孤独と不安に苛《さいな》まれた日々に終止符を打ちました。

そして、「夏」のように熱い希望と情熱に溢れて特別養護老人ホームに職を求めて働き始めたのです。

家に帰りたくても帰れない特別養護老人ホーム

かつて私が寮母として働いていた特別養護老人ホームでは、仏壇に手を合わせるために自宅に帰りたいと思ってもそれは叶わないことでした。

入所している幸齢者（私は高齢者のことを幸齢者と呼んでいます）は、障がいが重くてほとんど会話がないのです。

しかし、それに加えて話をしてもそれが実現しないので、みんな口をきかなくなってしまっている現実がありました。長い夜も50人の利用者に対して、わずか二人の寮母なので、話を聞いてあげるゆとりがありません。ですから利用者は話せなくなり、話さなくなるのです。

また、「家に帰りたい」と言っても「そうですね」で終わってしまいます。

その思いをご家族に伝えることもありますが、実現したことはありませんでした。

では、職員が休みのとき、あるいは休みをとってお連れできるかというとそれも簡単ではありません。最低二人は付き添いが必要です。当時二人がホームを抜けることは不可能でした。仮に他の誰かに付き添いをお願いできたとしても、安全面で問題がありました。

「施設を出てからもし具合が悪くなったり、何かの事故があったらどうするのか。責任をとれるのか？」と上司から言われたら、あきらめざるを得ないのです。

特養という「箱の中」で管理されざるを得ない現実の中で、個人プレーはできません。悲しみをやり過ごすしかないのです。いつもその悲しみは、私の心に冷たい風のように通り過ぎていきました。

そこでは、何もできないことを悟り、私は1年で特養を退職しました。

そして、もう少し充実したところをと思い、有料老人ホームに就職したのです。

「最期は病院で」というレールが敷かれていた有料老人ホーム

有料老人ホームの場合は、何千万という高額なお金でホームの一室の権利を購入した人がそこを終《つい》の棲家《すみか》とします。ですから、そこで最期を迎えたいのは当然です。

私が担当し、親しくした元弁護士の鈴木さんには、このホームの暮らしの中でさまざまなことを教わりました。

鈴木さんは、自分の購入したホームで最期を迎えたいと望みながらもそれができませんでした。

購入したとはいえ亡くなった場合は、次に購入する人がいます。その部屋で亡くなったとなると、次の購入者が嫌がる可能性がありますから、極力ホームでの最期を避けたいという経営側の事情があるのです。

また、私の勤めたホームには隣に病院が併設されていて、廊下でつながっていましたから、何かあったらすぐにストレッチャーで病院に運ぶことができました。

最期は病院で、というレールが敷かれていたのです。

鈴木さんの部屋の窓の外に大きな蜂の巣がありました。蜂がぶんぶん飛んで危険なので、ある夜、支配人がその蜂の巣を落としました。それは鈴木さんの安全を思ってのことで当然の行為だと思います。

ところが、鈴木さんは翌日毅然《きぜん》として「なぜ落とした。何もしないよ。何かするから蜂は仕掛けるんだよ」と言うのです。部屋の前に蜂の巣があって、いつも飛んでくるのに全く動じないのです。

鈴木さんは、剣道の師範で県の剣道協会の会長を務めていました。いつも部屋で竹刀の素振りをして体を鍛えていました。また、黒塗りの車が迎えに来て剣道着の姿で会合に出かけていましたが、背筋が伸びた後ろ姿にほれぼれしたものです。

鈴木さんは、ホームでの移動は自分で歩き、配膳のトレイも自分で持って食堂の席に着き、自分で食べます。

また、中村天風先生を学ぶ天風会に入っておられて、いつも私は中村先生の本を貸していただいたり、その言葉を聞かされたりしました。人間の尊厳を守る生き方とは、この方のことを言うのだと思うほどすばらしい生き方でした。中村天風著の『成功の実現』を最後にくださり、今も大切に持っています。

鈴木さんには事あるごとに「僕はホームで死ぬからよろしくね」と頼まれ、私はいつも「はい」と答えていました。

ところが、ある夜、突然呼吸困難になり隣の病院に運ばれて行きました。私は毎日面会に行きましたが、そのたびに「ホームに帰りたい」と私の手を握って懇願されました。

しかし、「ごめんなさい。ごめんなさい。祈っています」としか言えないのです。面会に行くたびに延命治療の管が増えて、やがて話すこともできなくなりました。また、管を抜こうとするので、手は拘束されてしまいました。

その姿を見るのが辛くて仕方ないのですが、目を背けることができませんでした。私は鈴木さんの辛い姿を見ないといけないと思いました。鈴木さんがどんなに辛くても、その辛さを見て痛みをともに感じないといけないのです。「逃げるな」と私の心が言います。

そして最期は、親族の方と私が廊下に出されて、医師が人工呼吸やマッサージをしました。そして、呼吸停止してから「中にどうぞ」と入れられたのです。

鈴木さんの最期に家族が手も握ることのできない、優しい言葉もかけることができない現実に、私はどうしても納得することができませんでした。

「何で、何のために生きてきたのだろう」とショックを受けてしまいました。

私の父のように皆に見送られ、微笑んで輝いて旅立ち、見送る皆も清々しい感動に包まれる死もあります。

その場の空気を変える力があり、生きている人へのプレゼントがあって、神々しさのある死は望めないのだろうか……。

次の日から、人は何のために生きるのか、悩みに悩んでしまいました。

何のために生きているのか、何のために存在しているのかが分かりません。仕事も手につかなくなってしまいました。出勤する意欲がなくなり、仕事ができないのです。

当時、私は再婚していました。

再婚した夫は交通事故の後遺症で病院を転々とし、仕事ができず収入がありませんでした。家賃の支払いも、生活費も工面する必要があり、切羽詰まった状況になってしまいました。

そんな中でも私は、何冊もの本を読みあさりました。そして、悩んで、悩んで出した結論が、マザー・テレサのビデオを何十回も見て浮かんできた言葉でした。

――人生の、たとえ99％は不幸だとしても
最期の1％がしあわせならば
その人の人生はしあわせなものに変わる――

私は、この言葉に人生を賭けようと決心したのです。

病院のない離島を選び、ヘルパーとして働く

このような思いにいたった大きな原因は、根底に父の死の体験があったからだと思います。父の死のような最期を迎えてほしい。私は、それを支える人になりたい。一人でいい、一人でいいからそんな死を実現してもらいたい。寄り添って見送りたい、と切実に願うようになったのです。それを実現するためには、現代の医療にかかわっていると難しいだろうと本能的に感じていました。

それで、医療の行き届かない離島に渡ろうと思いはじめました。

ちょうどそのときに、隠岐《おき》の島の知夫里《ちぶり》島でヘルパーの募集があったのです。それで、まずは面接のために島根県の七類港から船に乗りました。マザー・テレサが汽車でカルカッタに向かい、街に降り立ったときの心境と同じように希望を携えていました。

島には、ひめひまわりの花が一面に咲き誇り、私を迎えてくれました。

ところが、タクシーに乗って社会福祉協議会に行く道すがら、運転手が言います。

「悪いこと言わんから帰りなさい。女一人でここに来た人間で、長くいた人はいない。あんたも馴染《なじ》めなくて、きっと長くはおれんから、悪いことは言わん。このまま帰りなさい」

しかし、私にはその言葉は何の意味もありませんでした。

面接のとき、社会福祉協議会の会長さんが「この島では、大事な島のお年寄りがギリギリになったら本土の病院や施設に行かないといけない。僕は島の人間として〝すごくせつないね〟」と言いながら海を見つめていました。

「せつない」という言葉が私の胸につき刺さってきました。本土ではあまり使わない言葉でした。胸をゆすられ、熱くなってきたのです。

「私がこの問題を何とかしたい。力になりたい」、そして「ここに来る」と決めました。当然のように主人は猛反対しました。「俺は行かないよ」と言います。「そう、私行くから」と答えました。妻としてではなく、人として生きていくにはこの道しかないと思ったのです。


母にこの話をしたときは大反対されました。

姉や兄、また親戚からも反対されましたが、その声にも耳を傾けず、鞄《かばん》一つで旅立ちました。

そして、後から主人に衣類や食器などの生活用品や本などを段ボール箱で10個くらい送ってもらって、離島での暮らしがスタートしたのです。


島は本土から北へ44キロ。放牧の牛がゆったりと草を食《は》む島です。人口はその牛と同じ数の約６００人。半農半漁で高齢化率は43％で、在宅死亡率は75％。入院施設もなく、診療所だけがあり何年か交代で本土から医師が派遣されていました。70、80歳は現役で「もう60年も働いているよ」という方がざらにいます。

島の暮らしは、何もかもが今までとちがっていました。

本土までの直行フェリーは1日1便しかなく、冬に海がしけるとフェリーさえも島には来ません。そんな日は1日中風が吹き荒れ、島の人を戸外で見かけることはなく、私はその光景に心までもが凍てつく思いでした。

島の人々がもつ芯の強さは、自然の厳しさからくるのでしょうか。逆に厳しい寒さは、恋するように春を待つことを教えてくれました。

サザエやワカメが採れるのは春。海にはキラキラと光り輝く魚たちが群れをなし、その透明な海と色とりどりの魚の姿に目をみはりました。

トイレはもちろん汲み取りです。コンビニもなく、店といえば小さな食料品店が数件あるだけです。洋服屋も靴屋もありません。映画を見ることもパチンコをすることもできません。

こうした楽しみのためには、わざわざ船に乗ってホテルに泊まらなければなりません。

島には信号もなく、放牧の牛が道路で寝そべっています。

夫は、最初反対していましたが、ほどなくして島に来る決心をしました。多くの病院を訪ねても原因が分からず、症状は消えないまま事故の後遺症で苦しみながら島に来るのは、医療行為をしないということです。夫はある意味、島での医療のない暮らしに自分の体の回復を賭けたのでしょう。

母は、私に万一のことがあったら病院がないと言って反対しましたが、夫は逆に病院を捨てて島に来てくれました。

島に来てからは、体調のいいときには畑仕事をしたり、釣りをしたりして自給自足に近い暮らしをはじめました。農作業はあくまでも自分のリズムで無農薬の野菜を作り、魚はよく二人で釣ったものです。

家の前には近所の方から大根が届きます。もちろん畑から抜いたままなので泥がついています。魚も生きたまま届きます。まな板の上で、飛び跳ねる魚の急所に包丁を入れて殺して調理します。それは辛く悲しい経験でしたが、人は皆こうして命あるものを殺し、それを食べながら延々と命をつないできたのだと思い知らされました。手をかけないと食べられない不便さ、その不便さが食べることの本当の意味を教えてくれ、口にする命たちの分まで輝いて生きていきたいと思うようになりました。

本土ではスーパーでもレトルト食品や調理済みのお惣菜が売られ、コンビニやファストフードでは、すぐに食べられるもので溢れています。命の尊さに思いを馳せる機会が失われているように思えてなりません。

とくに、私は、かつてマクドナルドで店長として、そのような食材を提供していました。自然の真っただ中に住んでいると、都会で暮らす人々は欲望を追い求め、便利さを追求するあまり大切な何かを失っているのではないか、と思うようになりました。

生きることの重さを痛感させられた千代さんの老老介護

私は、社会福祉協議会の自立支援センターでヘルパーの仕事をはじめました。自立支援センターは、15～16床ベッドがあって入所者もいました。

また、デイサービス、そして訪問介護をしていました。私は、ご自宅に訪問するホームヘルパーとして働きはじめました。

春から秋にかけてはバイクで訪問しますが、冬になると、島はとくに厳しい風と雪でバイクに乗れません。ワゴン車でヘルパーを運び、担当の地域に順番に降ろしていきます。私は、雪の日に歩くのが大好きでした。

よく下校の小学生といっしょになって「また会ったね」と言葉を交わします。雪道は素敵でその美しさと厳しさを楽しんでいました。もちろん、春や秋、夏の風景も最高です。

とはいえ、各家庭に訪ねると部屋の中は暖房もきいていません。お年寄りの方々はみな炬燵《こたつ》にくるまっているか布団で寝ています。私はジャンパーを2枚着込んで外を歩くのですが、部屋はあまりにも寒いので部屋に入っても全部脱げず、一枚だけジャンパーを脱ぎました。

佐藤千代さんに初めて会ったのはこの訪問介護でのことでした。

くの字に腰が曲がってしまった佐藤千代さんは、拘縮《こうしゅく》がすすみしかも全盲の介護度5の夫の介護をしていたのです。

自分も介護をされなければならないほどの体で、夫の体を、それこそ「グワァーッ」と見事に起こして、オムツを変えたり、体を拭いたり、着替えをしていたのです。

それまで、特養や有料老人ホームで若いスタッフが介護をする姿しか見ていなかった私には、強烈な体験でした。

「え〜〜っ。介護って何なのだろう」この介護度の高い方を私がヘルパーとして支えることができるのは、1日のうち2回です。その他5回のオムツ交換とごはんの支度と食事のほとんどを、杖を突きながら暮らす千代さんが支えているのです。

しかも、農業をして自分たちの食べる分は作って、私たちにも「大根できたよ、持って行け」と言って分けてくださったり、釣りたての魚を分けてくださったりします。

また、ご主人のオムツを交換し、体を拭いて終わると、必ず、コーヒーをいれてくださいます。当時、村の人にとって、コーヒーは何よりのおもてなしでした。

コーヒーを飲みながらいろんな話をします。

ご主人が元気だったころは、自分の家の畑仕事をしながら日雇いの土木作業に行ったこと。一人息子は高校入学のために島を出て、それっきり本土で結婚して離れて暮らしていること……。ご主人が全盲になってしまい、家の前の小川によく落ちてしまったこと。

こんな状況になっても、千代さんはご主人なしには生きていけないと言い、ご主人は千代さんなしには生きていけないと言います。そして、こうして暮らして生きることがありがたいことだと言うのです。

「生きる、自立する、とはこういうことか」とその重さを痛感し愕然《がくぜん》としました。

ヘルパーは訪問したお宅で食事をいただくことは禁止されていますが、多くの家で食べ物が出てきます。

「ヘルパーさんが来るけん」と言って仕事を止めて、手を洗ってわざわざ料理まで作ってくれるのです。断ってその行為を無にしてしまうのが辛くて、また、断りきれなくて、食欲がなくても無理やり食べることもあります。

あるときは、あんたが来るからとっておいたと言って、カビの生えたお饅頭を出してくれることもありました。

断っても「わしがやるもんを食えんのか」ということで勧めてくださり、私はそれを食べてしょっちゅうお腹を壊していたので、センターのスタッフがあきれていたものです。

私たちの仕事は生活の基本である衣・食・住の暮らしのお手伝いをすることです。そして、できるだけ時間を作ってお話を聞くのです。毎日がオムツ替えであり食事の介助であり、共感することです。

よく、オムツを変えるのは大変でしょう？　便をつかんだり、なすりつけたりする人もいて大変でしょう？　と言われますが、幸齢者のお世話をするということはそういうことが日常です。

便を掴んで手が黒くなっている方に向かって「汚い！」と言って怒ることはありません。

そんなときは「なあに」と言って手を握ります。そして「気がつかなくてごめんなさい」と言って握った手をゆっくりと開き、きれいに拭きます。

ベッドになすりつけたり、床に投げつけたりしても同じです。その場をきれいにして、体をきれいにするだけです。そんなに気持ち悪くなるまで気がつかない私が悪いのですから、「ごめんなさい」と言ってその方の尊厳を傷つけないようにします。

余命宣告を受けながら両親の命に責任をもとうとした千代さんの息子さん

ある日、千代さんの息子さんは、白血病になり、もう長くないことが分かってしまいました。島の長男は、たとえ島を離れていたとしても、一家を守る責任感がありま す。息子さんは命をかけて母親を守ろうとしました。

母親の千代さんが父親の介護をこれ以上続けることはできないと判断して、隣の島の老人ホームに入所する手続きをしてしまったのです。

千代さんは反対したのですが、息子さんは母親を救いたかったのでしょう。母親の命に責任をもって命を懸けて説得したようでした。

息子さんは余命を宣告されてしまったのですから、自分が死んだ後も両親の命に責任を持とうとして、母が生きていくことができる道筋をつけたかったのです。千代さんは泣く泣く受け入れてご主人を特養に入れることにしました。

私は、ご主人が特養に入所する前にお二人のツーショットの写真を撮り、千代さんの食卓の前の壁に飾りました。ご主人が入所して、私は千代さんのお宅に介護に行くことができなくなりました。

千代さんは体が悪く、一人で船に乗って隣の島まで行ってご主人に会うことができません。船に乗るには介助が必要なのです。しかし、近所の人に手伝ってもらって、何度も会いに行きました。

特養では、目の見えないご主人に対してヘルパーがぞんざいに対応すると言って、心配をしていました。

私が千代さんの家の前を通るとき、立ちどまって立ち話をしますが、「施設へ行くと、爺さんがろくに食わせてもらえんのじゃ。えらい辛い」「だから近所の人に迷惑をかけるけど、わしは行けるだけ行く」と言います。

それから2年ほど経ったころ、ご主人が亡くなり間をおかずに息子さんが亡くなってしまいました。

会うたびに「息子はわしが殺した」と何度も自分を責めます。親よりも子供が先に亡くなることはどんなに自分を責めても納得できるものではないのが親心です。

「こらえーよ、こらえーよ。お前を殺した」と責めることで、息子の霊を慰めているのかもしれません。

千代さんは気丈な人でめったに泣くことはありませんが、千代さんの話を聞いて私が泣いているので、いっしょに泣いてくれました。

息子さんの奥さんとその娘さん（孫）は本土にいますが、結局、千代さんは一人になりました。ところがあるとき、千代さんは転んで骨折し、本土の病院に入院を余儀なくされました。

その後、回復して退院しましたが、一人暮らしは難しくなり、「なごみの里」に入所することになったのです。それから千代さんとの里での暮らしがはじまりました。

秋

看《み》取《と》りの家……「なごみの里」

お母さん

　庭のコスモスの花が秋風に揺れています。

幼い日、コスモスの花が大好きだったお母さんは、畑いっぱいにコスモスの種をまき、小さな私の手を引いて、嬉しそうに連れて行ってくれましたね。

　今もコスモスの花を見ると、繋《つな》いでくれた手のぬくもりを思い出します。

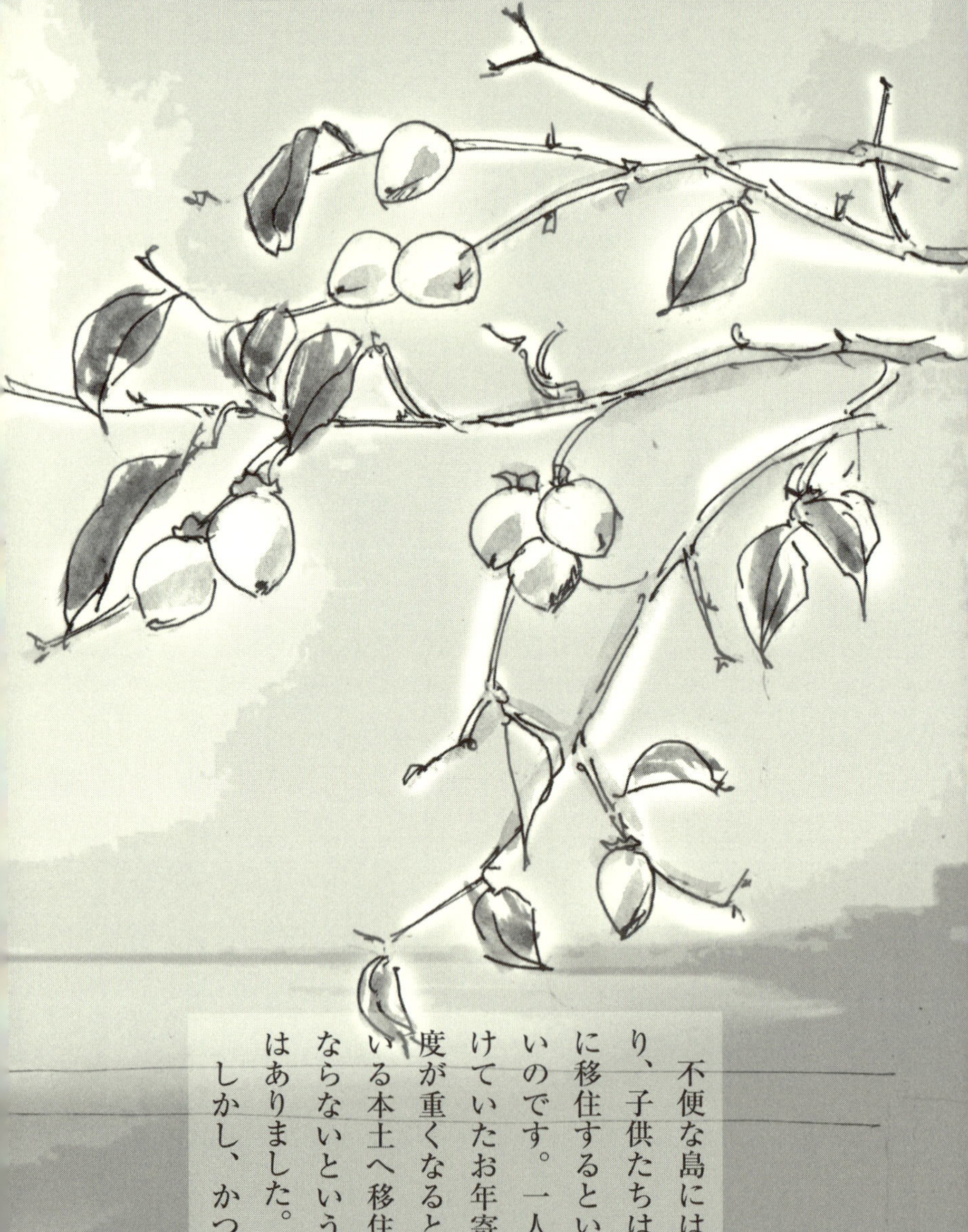

不便な島には幸齢者が残り、子供たちは便利な本土に移住するという家族が多いのです。一人暮らしを続けていたお年寄りが、介護度が重くなると子供たちのいる本土へ移住しなければならないという問題が島にはありました。

しかし、かつては日常の

すべての事柄を止めて家族全員で旅立つ人を看取るのがごく自然のことでした。それこそが、人生にとって最も大切な豊かさだと感じていたからです。

旅立つ人に寄り添い、「秋」の季節に実りを刈り入れるように豊かな心をもって旅立つ人を見送りたいという思いがふつふつとわいてくるのでした。

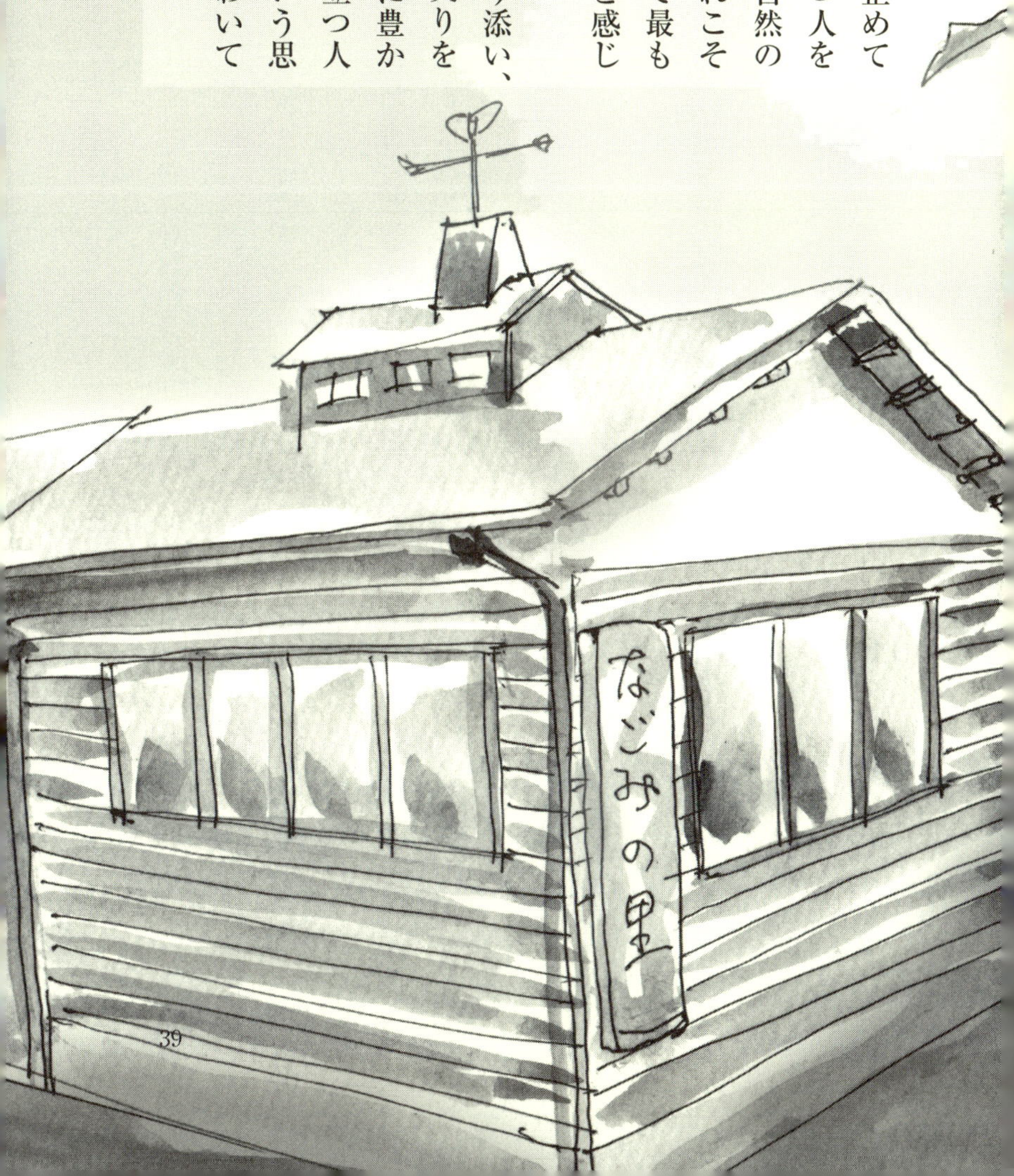

死を目前にして神仏に誓った幸齢者のための看取りの家

ある雪の日、100歳の隆子さんは、早朝からデイサービスの迎えの車を坂の下まで降りて待っていました。

腰は「く」の字に曲がり、杖をついても歩くのがやっとなのに、坂を降りるときは、階段を一段、一段、お尻をついてゆっくりと降りて来ます。

「降りなくても、家で待っていてくださいね」

「いや、もったいない。でも、ありがたいねえ」

そう言いながらも、隆子さんはいつも早くから降りて待っています。自分の決めたとおりに何でもすることが、隆子さんに残された尊厳だったのだと思います。

しかし、元気な隆子さんにも体の衰えが忍び寄ってきました。足が立たなくなり、一人暮らしをつづけることが不可能になったのです。私の働く介護支援センターに入所しましたが、やがて寝たきりになると広島のお孫さんのところに行くことが決まりました。

島を離れる朝、わずかばかりの荷物をまとめるお手伝いをしていると、隆子さんは動かない足で布団から這い出してきました。私の足に全身の力を振り絞ってしがみついてきたのでした。

「柴田さん、ここに置いてくれ。わしは何にも悪いことはしとらんのに……。わしはこの島で死にたい。後生だぁ、後生だぁ、後生だぁ」

大粒の涙が私の足元を濡らしました。

隆子さんの涙を初めて見ました。私の足をつかんだ浅黒く細い指を一本一本はがしながら「ごめーん。隆子さん、ゆるして、ゆるして……」と言ってトイレに駆け込んでわんわん泣いてしまいました。

もう、隆子さんの荷物も片づけられない、ヘルパー失格だけどどうしようもなく、日勤の男性職員に代わりに荷物の片づけをお願いするしかありませんでした。何とかフェリーに間に合うように準備ができ、隆子さんは迎えに来たお孫さんといっしょに広島に行ってしまいました。

私はヘルパーとして隆子さんの自宅に伺っていたのですが、隆子さんは一人用の小さなテーブルで食事をしていました。

そして、そのテーブルの前の壁に「青春」の詩を貼って、食事をするときにいつも読んでいたのです。私は隆子さんからこの素敵な詩を教わって、今でもときどき口ずさんでいます。

しかし、隆子さんは歩けなくなり、間もなく立てなくなり、子供も先に亡くなって、お孫さんが特養に行くよう段取りをしたのでした。

隆子さんが特養に行ったあと「何をするために私は遠く離れた、この島まで来たのだろう。隆子さん一人を救えないなんて。自分とは一体何なのか。何のために生きているの？　一人の方を救うために来たのじゃなかったのか？」と、自分を責めつづけました。

そうして責めつづけていると、やがて食事がのどを通らなくなり、みるみる首のあたりが腫れ上がってのどに痛みが出てきたのです。

診療所で見てもらいましたが、すぐに本土の大学病院を紹介され、そこで検査をしたところ顎下腺《がっかせん》ガンと診断されてしまいました。

「すぐに手術をしないと命がない」と言われ、その日のうちに手術の日が決まりました。手術前夜、先生が言いました。

「手術をすると声を失い、会話ができなくなる可能性もあります。しかし、このままほうっておくと命を失います」

「生きてこそ看取りができる。生きてこそ家族に会える」

私は覚悟を決めました。手術の前夜になって、顎《あご》の下はたくさんの神経が通っているので非常に難しい手術で、場合によっては声が出なくなると言われたのです。

しかし、「命を救うためだからそのリスクは仕方のないことですよ」と医師は言います。そして「眠れないだろうから」とそっと私の手に多量の睡眠薬を手渡されました。ですが、それを飲むより、先にすべきことがあると、私は思いました。

その夜、今までご縁のあった方々一人ひとりに電話を入れました。

「ありがとう」と、思いつくままに電話をしつづけました。どれくらい時間が経ったのか、ふと気づくと窓の外は白々と明けて手術の朝を迎えました。

私はマザー・テレサの写真を手に誓いました。

「この手術が成功したら、私は幸齢者が最期まで安心して暮らせる看取りの家を作ります。そして隆子さんを救います。治してください」と、神仏に誓ったのです。

マザー・テレサは日本を訪れて「この美しい国には、たくさんの貧しい人々がいます。彼らは食べ物ではなく、愛に飢えているのです。人間の微笑み、人間のふれあいを忘れた人がいます。これはとてもとても大きな貧困です」と言いました。

親が最期に近づいたとき、子供たちは「仕事があるから」と親の看取りよりも仕事を優先することが当然のように、あたかも美談のように語られた時代がありました。

しかし、日本にはかつて家族全員で看取る風習がありました。看取りはすべてに優先すべき、最も大きな豊かさだと先人たちは無意識のうちに感じていたのではないかと思えてなりません。

死は旅立つ人がこれまで生きてきたエネルギーのすべてを、見送る人たちに渡し受け取る荘厳な場です。

また、死は第二の誕生のときであり、その誕生に家族が立ち会うのが看取りだと、私は思っています。

厳しい批判の中で看取りの家「なごみの里」を開所

手術は無事成功し、最初は話しづらかったものの、声は無事に出るようになりました。入院中に島の集会所が競売に出ていて、私はこの集会所を「看取りの家」にしたいと決心しました。島にいた夫に頼んで、入札の手続きをしてもらいました。退院してすぐに島に帰り、入札とその発表に備えたのです。幸いにもかなり安く落札することができ、全財産をはたいて購入することができました。そして、手術の傷も癒えて、私は隆子さんを救うための、看取りの家「なごみの里」を立ち上げる準備をはじめたのです。

２００2年5月のことでした。

県庁にいた昔の先輩にかけあい、当時まだ珍しかったＮＰＯ法人を設立し、「看取りの家」への理解・支援をお願いするため、全国を飛び回り、ときには1日で3件の講演も行いました。

しかし、島民の反応は冷ややかでした。

「ＮＰＯ？　宗教か何かかね。島の外から来た人間に何ができる」

島の外から来た者が何をはじめるのか、戸惑い反発を強める島の人たちがいるのは当然です。「柴田さんの言うことは確かに正しいかもしれないが……」と言います。

また、看取りの家「なごみの里」という名前を付けたことで、村の人たちの「『看取りの家』という名前で『死』を公然と出したところに、誰が行くのかや」という声を聞きました。

しかし、一方では「だからこそ安心できる」と言う声も聞きました。私は、このような場所がすぐにすべての人に理解されるとは思っていませんでした。

少しの人でいいのです。そう、隆子さんただ一人でもここで看取ることができればと思って立ち上げたのです。

しかし、隆子さんは広島にいます。私は、いつも島の写真をはがきに貼って隆子さんに送り続けました。隆子さんからは震える手で、鉛筆をなめながら書いたはがきが届きます。

「帰してください。私は何も悪いことはしていない。あなただけが頼りです」と書いておられました。

しかし、ご家族は反対でした。その後、隆子さんは小さくなって骨壺に入って島に帰って来ました。

オープンも間近になったある朝、夫が言いました。

「島にいるとおまえに迷惑をかけるね」

じつは、私たち夫婦は村長に呼ばれたのです。正確には村長の意向を伝えるための代理の人だったのですが、その意向を伝えた人が、私たち夫婦が最も信頼をし、何かと相談をして家族でお付き合いをしていた方だったのです。

村長の意向は「島から出て行ってほしい。あなたが活躍する場所はここではない。ほかにいっぱいある」ということでした。村長はおそらく宗教団体と勘違いされたのでしょう。私はマザー・テレサを尊敬していますが、クリスチャンではありません。出雲に生まれ、出雲大社の氏子としてその信仰を受け継いでいます。

信頼し、何かと相談もしていた方が、村長の代理として伝えたことが、主人にはショックだったようです。主人は島にいる気持ちが萎《な》えてしまい島を出る決心をしました。

私に寄り添い島暮らしに付き合い、私がガンになって闘病をしている期間には自分の病をおして看病してくれました。しかし、私に負担をかけることに耐えられず、島を離れることにしてしまったのです。

こうして、「なごみの里」はオープンの日を迎えました。

家の広さは18畳の居間が一つと6畳の台所があるだけの小さな集会場です。まずは3人の寝たきりの幸齢者の受け入れ体制を整えました。

それを介護福祉士や看護士の資格をもつ6人の職員、泊まり込みもこなす有償ボランティアさん8人、計14人が24時間体制で担当することができます。

ボランティアさん5人は障がいをもっていた方々にお願いしました。幸齢者と心の交流ができる一番の理解者は障がいをもった方々だと、私は母に教えられました。

「なごみの里」は万全の受け入れ態勢を敷いて開始したものの、一人の入所者もいません。

資金も底をつき、お米も買えない日がやって来ました。しかし、幸いにも支援者から多くの食料や衣類などの寄付が届けられました。

私はそれまで村営住宅に住んでいましたが、家賃の支払いが難しくなり、仕方なく「なごみの里」で暮らしていました。そんなとき、「なごみの里」の隣に住む漁師の浜さんが、「この年になって人の役に立てたら嬉しいことだわい」と言って、自宅に隣接する漁師小屋に使っていた納屋を整理し提供してくださったのです。

そこに中古の流し台を取り付け、古い畳の居間に障子をはめました。築80年も経っていましたが、浜さんの真心に心から感謝しました。

浜さんは多くを語らない人です。「なごみの里」が厳しい批判にさらされている最中のことです。それでも「ずっと応援するから……」ととれたての魚や新鮮な野菜を「なごみの里」の玄関に無言で置いていってくれました。

やがて、6ヵ月後に、隣の島の上野さんが最初の入所者として里に来てくださいました。上野さんは、脳梗塞の後遺症の後、右半身マヒ・言語障害により、動くことも話すこともできませんでした。

ひどい喘息《ぜんそく》の発作があり、退院なさったばかりでした。奥様は、ご高齢でもあり、腰痛をおもちでした。そんな中で、隣の島の「なごみの里」が空いていると親戚に教えられたのです。これで職員の給料が少しでも出せると喜びました。

「朝の来ない夜はない」と念じながら、この期間、誰もいないとき一人でたくさん泣きましたが、やっと涙が晴れるときが来たのでした。

千代さんの入所

前章で紹介した千代さんは、私が「なごみの里」を立ち上げるころには一人暮らしでした。しかも、ご主人は隣の島の施設で亡くなりました。そして、本土に奥さんと一人娘の三人で暮らしていた息子さんは、白血病で亡くなってしまいました

私は千代さんと、最期は「なごみの里」で看取ることを約束していました。

ある日、千代さんは骨折してしまい、いよいよ一人暮らしができなくなり、「なごみの里」に入所することになりました。里では4人目の入所者でした。

千代さんは、私の母が亡くなったことも知っていて「あんたは親のない子、わしは子のない母だからな。だからあんたに死ぬまで世話になる。あんたに『ありがとう』は言わんよ。親子だからな」と言いました。

言葉数は少ない人でした。

しかし、厳しさや悲しみを内に秘めた強さを持った方で、日本の母とはこういう方を言うのだと思い、自分の母だと思って抱きしめてお送りしようと心に決めました。

里に入所された千代さんには、極力自宅で過ごしているという感覚にしてもらうために、入所された皆さんと同じように、介助が必要なときだけお手伝いをします。

それ以外は何もしない、自由に過ごしてもらいます。ただし、何時間でもいっしょに過ごす時間をとるようにしました。大好きなテレビは『どうぶつ奇想天外』でした。

車椅子を押して散歩に出ることもしばしばです。言葉数の少ない千代さんがぼそぼそと話しはじめます。

「昔はなあ、牛をひいて畑まで行ったもんじゃ。牛が歩くのが遅うて、畑に着いたらもう昼になるくらいじゃった。それから一休みさせて牛が畑を耕すけんど、すぐに時間が来て、もう暗くなる前に家に着かんといけん。牛は暗うなったら歩かんのじゃ。あんころは時間がゆっくりじゃったなあ」とはるかな水平線を見つめます。

まるで、夫の姿がそこにあるかのように柔らかい表情になります。

「その後は耕耘機《こううん》を買うてな。とおちゃんといっしょに耕耘機に乗って仕事に行ったわなあ」

「今度私ね、東京に行くんだけど、いっしょに行かんね。おんぶするから」というと本気になって「おめえにおんぶしてもらうのはなぁ」と言います。私が「それじゃ車椅子にしようか」と言うと「う〜〜〜ん。それより、早く帰って来いよ」と答えます。

島のお年寄りにとって東京はあこがれの場所なのです。

母と子が「なごみの里」へ……DVの夫から逃れて

9月のある晴れた日。海が凪《な》いで静かな風が吹いています。親子三人が「なごみの里」に訪ねて来ました。お母さんの和子さん、小学6年の彩華ちゃん、3歳の美知瑠ちゃんの三人です。

和子さんの夫は漁師をしていましたが、長男を連れてイカ釣りの漁に行ったとき、不慮の事故に遭い長男を亡くしてしまいました。その後、夫は人が変わってしまい、暴力を振るうようになって、和子さんはその夫から逃れるために「なごみの里」に来たのでした。

本土で私の講演会に参加した和子さんが「なごみの里」で介護士として働くことを願って島を訪れました。しかし、3ヵ月が過ぎたころ夫に居場所を突き止められて、夫が追って来てしまいました。

夫は復縁を迫り島から出ようとしませんが、住むところがなく舟に寝泊まりしながら居座り続けました。帰るように言っても帰らず、仕方なく夫をスタッフの男性寮に住まわせることにしました。和子さんたちといっしょに住まわせるわけにはいきません。

夫は表面的にはハンサムで人当たりもよく、言葉も巧みです。島の人たちはその表面だけを見て、暴力を振るっていることは知りません。

「どうして家族なのにいっしょに住まわせないのか」「また舟で寝ている。柴田が悪い」と言います。

ところが、男子寮に住んでいると村の人たちとトラブルを起こすようになってきました。

そうして、村人たちから出て行くように言われはじめ、「生きる希望がないから僕は死ぬ」と言って夜中に電話がかかってきます。放置しておくわけにはいかず何度も駆けつけて話をしました。

その後、島にいることができなくなり本土に帰っても電話がかかって来て、警察に行ってもらうように通報したこともあります。

「死ぬ、死ぬ」と繰り返す電話が半年ほど続いたでしょうか。その後はあきらめたのか電話もいつの間にかなくなりました。

和子さんは小さい美知瑠ちゃんをおんぶしながら里で働きました。美知瑠ちゃんは里にいるおばあちゃんたちに可愛がられ、いっしょに昼寝をしたり、歌を歌ったりとヒーローになりました。お互いが寂しさを埋め合わせていたのかもしれません。

千代さんに寄り添って

千代さんとは年に2回、弘法大師の誕生日の御大師様参りの日とお盆に自宅に帰って仏壇にお参りすることを約束していました。そのときは本土からわざわざ息子さんの奥さんが来られて、掃除をして近所の人を呼んで待っていてくれます。

しかし、その奥さんも腰が悪く千代さんの介護が十分にできません。

千代さんが入所して初めての御大師様参りの日がやってきました。七つの集落にあるお堂には接待の料理が並び、村の人たちは朝から弘法大使に手を合わせながら巡り歩きます。

車椅子でお連れして、家に着くと仏前に手を合わせます。最も大切なご主人と息子の二人を先に見送らなければならなかった千代さんの心中を思うと、胸が潰れそうになります。仏壇の前では、決して人前で涙を見せたことのない千代さんが大粒の涙を流します。それほどまでに、仏壇は人の心を解放するのでしょう。

しばらくして自分の部屋に行きベッドで休みます。ゆっくりとした昔ながらの暮らしと変わらない家の空気に浸っているようです。そして、息子さんの奥さんが準備してくださった大好物の草もちを食べ、村の人たちも三々五々に千代さんを訪ねて言葉を交わしていきます。こうして、生きてきた証《あかし》を確かめて幸せな時間が流れ、「なごみの里」へと帰って行きました。

3年が過ぎ8月になり、お盆がやって来ました。いつもと同じように仏壇で手を合わせ、ひと休みをしようと自分の部屋に入りました。しかし、千代さんが使っていたベッドがありません。ベッドは車椅子から降りて、横になってゆっくりと家の雰囲気に浸る幸せな時間だったのです。

しかし、奥さんが片付けていました。もちろん悪気があるわけではなく、必要ないと思ったのでしょう。そこでの暮らしをしていないから分からないのです。しかし、そのことが千代さんには辛いことでした。

自宅から帰るときには、近所の人たちみんなで「ばあちゃん、また帰って来てね」と言って見送ってくれます。しかし、車の中で千代さんは無言です。私も千代さんの悲しみが分かりすぎるので話しかけることはできません。

もう言葉ではありません。その悲しみを言葉にして慰めようとすると、うすっぺらになって心に届かないのです。言葉は何もかけずに、ただ寄り添って背中をさするしかありません。二人が乗った車は海に反射してキラキラと照り返す光の中を里まで走って帰りました。

この悲しみを救い、慰めてくれるのは言葉ではなく、海の碧さと輝き、どこまでも透き通った青い空、風に揺れる木々の緑、そして、お互いのぬくもりです。

里に帰ると、お互いの辛い思いが共鳴し合って泣き崩れてしまいました。そっと抱いて背中をさすることが私にできる精一杯のことでした。「もういいよ」と千代さんが言うまでずっといっしょにいるだけです。

盲目のボランティア川口さん

新緑の季節を迎えるころ、栃木県から一人の男性が「なごみの里」にやって来ました。新職員の川口安夫さんです。彼は青年奉仕協会を通じて私たちの存在を知ったそうです。

彼からの最初の電話は「私は全く目が見えません。でも、何かお役に立てることがあると思っています。『なごみの里』で働かせていただけないでしょうか」というもので、今でもはっきりと覚えています。

「ぜひ、この島に来てください。大丈夫です『勇気』というお土産だけを持ってきて……」と、迷うことなく返事をしました。

彼は26歳のときに視力を失い、一時は絶望の淵に立たされましたが、ある看護師と出会い、生きる希望を手にしたと言います。

専門学校に通いマッサージ師の資格を取り、ホテルの専属マッサージ師として働くようになりましたが、何か満たされないでいました。

ある日、ふとマッサージを受ける多くの人が体だけではなく、心も疲れていることに気づきます。しかし、マッサージでは心の疲れをとることはできません。彼は心を癒やせる仕事をしたいと願うようになり、辿《たど》りついたのが「なごみの里」だったのです。彼は最初に私と出会ったとき「障がい者の光でありたい」と言っていました。

彼が「なごみの里」に来たばかりのこと、ナッさんの隣に座って食事の見守りをしていました。ナッさんは自分のそばに彼がいてくれるだけで安心です。

食事が終わり、彼が席を立ちました。いつもは別の場所に置いてある衝立が、なぜかそのときは彼の目の前にあったのです。「あぶない！」と、とっさにナッさんが叫びました。入所の方には彼が全盲であることを話してはいません。

「ナッさん、ありがとう。よく川口さんの目が見えんの分かったね」と驚く私に、ナッさんは言いました。「いいだわい」。ナッさんはすでに彼の目が見えないことに気づいていたのです。ただ、彼を傷つける言葉を口にしたくなかったと言います。

ナッさんは人の気配が感じられなくなると、必ず大声で叫びます。「誰か～！」それにつづいて彼が「何だあ！」と返事します。

「用事はないが、年寄りは寂しいからな！　すぐそばに人がおるといいなー」とナッさんの声が弾みます。ナッさんにとって彼はなくてはならない存在です。また、彼もナッさんを必要としているのは言うまでもありません。

私は、島に移ってからは4時半に起床し、まず風呂場で水を浴びます。いわゆる水行です。真冬も関係なく毎日です。

次に、トイレと部屋の掃除をします。そして、約1時間お祈りをします。それは鳥の声を聞き、波の音を感じる時間でもあります。お香を焚《た》き、般若心経を唱えて、そのあと世界の平和を心の中でひたすら祈ります。

特別な宗教を持っていませんが、朝の祈りは、神秘なエネルギーが生まれ出て、そのエネルギーに包まれ、生きいきと日常生活が輝いていく、大切な時間です。

そして、20年以上も前から食事には気を配り玄米菜食を常としています。

旅立つ人とともに過ごす、看取りのときは神聖なもので、その神々しさとエネルギーを受け止めるにはそのような暮らしが必然になるのかもしれません。

毎日が感謝と祈りの中で暮らしているというのが実感です。看取っている人を見送るときには、涙が止まらないのですが、不思議と周りの世界が輝いて見えるのです。緑の自然も一層美しく見えます。野に咲く花や虫たちが、すべていとおしくなります。

長男が看取りの家のスタッフに

看取りの家を立ちあげる際に夫が島を離れ、再びの家族との別れを余儀なくされましたが、看取りの家を開所して2年が経ったころ、今度は、家族という存在に私は救われることになりました。何と9歳で別れた息子が島に移住してくれることになったのです。

3年前に学生だった下の息子とは、東京に行った折に10年ぶりに再会しました。それは夢のような時間でした。息子がそっと私の手と自分の手を重ねます。どのくらいの時間だったでしょう、互いの手を握り合いました。「あったかい、あったかい」、母親にとって子供の手は世界一温かいのです。

「ごめんね」私の口から出た言葉とともに、涙が溢れ出ました。

「ありがとう」握った息子の手のぬくもり、それは私に再び生きる力を与えてくれました。

都会で暮らしていた息子はＩＴ関連の会社に勤めはじめましたが、激務と人間関係で憔悴《しょうすい》していたのでしょう。私が島で「なごみの里」を開所するという話を聞き島に電話がありました。

私に対して固く閉じられた心の扉が、再会後の3年間の交流で徐々に開かれたのかもしれません。

また、パソコンに詳しいことでホームページの作成もでき、全国に散らばる支援者との交流も緊密になることで「なごみの里」の大きな助けになるだろうと思いました。そして、私と同居してくれることになったのです。

島の生活は、これまでの都会生活とはすべてが違います。自分中心で、他の人との交流なしの生活サイクルではやっていけません。すべての人と挨拶もし、話もします。ましてて、「なごみの里」は幸齢者が中心の暮らしです。自分中心の暮らしは１００％

できません。

しかし、息子は努力を重ねて皆さんと心を開いて交流し、幸齢者の看取りにも立ち会いその神々しさを体験しました。そのことで私に対する理解も深まったと思います。

香典を投げつけられる

高田よしさんはパーキンソン病でした。高田さんと娘さんの貴美子さんとお孫さん二人は島で四人で住んでいました。

よしさんはパーキンソン病のために、満足に喋《しゃべ》ることもできず、いっしょにご飯も食べられない状態でした。

よしさんも貴美子さんも父親が（よしさんの夫）病院で苦しむ姿を7年間も見てきたこともあって、私の噂を聞き、「なごみの里」で自然死を希望されました。

「なごみの里」が海のそばだったので非常に喜んで、貴美子さんもお孫さんもよく訪ねて来られました。よしさんはなかなか食事がのどを通らないので、2時間かけてゆっくりと流動食を食べる状態です。

診療所の医師は本土に行って胃ろうをすることを勧めましたが、よしさんも貴美子さんもそれは拒否しました。しかし、パーキンソン病が進み体は思うようにならず、喋ることもできない状態でした。

最期がそう遠くない状態だと判断し、私はよしさん、貴美子さんとお孫さんとで、毎日打ち合わせを重ねました。

胃ろうは本当にしなくていいのか、診療所には点滴もあるので望まれれば点滴はできることなど、逐一状況を話しました。「なごみの里」で自然死で見送りたいという覚悟は変わりません。

そして、いつものようによしさんに2時間かけて流動食を食べてもらっていたところ、よしさんの呼吸が急に苦しくなってきました。私はいつもしているようによしさんを抱きしめました。

すると、顔が青くなり、チアノーゼ状態（皮膚や粘膜が酸素不足で青くなる）になってきたので、もう時間がないと感じました。

それで、よしさんの耳元で「ここでいいですか?」と本人に聞きました。すると10日間口をきけない状態だったよしさんが、「病院に行きたい」とはっきり言われたのです。周りにいたスタッフもはっきりとその言葉を聞き、みんな一様に驚きました。これまで何度も確認をしてきたのですが。

しかし、本人の希望を優先しなくてはいけません。

たとえ、ご家族は反対でも、本人の意志の通りにするのが人として最も大切な尊厳を守ることです。それで、私は「すぐに手配しなさい」と言い、救急車を呼びました。よしさんを救急車で運んで港に着くと、今度は救急艇に乗せ、隣の島に着いたら、再び救急車に乗せて病院に到着です。

同時に貴美子さんとお孫さんにも連絡して、何とか救急車にいっしょに乗ることができました。

病院に着いてから、よしさんは呼吸困難のために気管支切開をし、胃ろうをつけて1ヵ月間は延命することができましたが、その後亡くなられました。

しかし、何度も話し合って自然死を望まれた貴美子さんとお孫さんは納得がいきません。10日間も話すことができなかったよしさんが、突然「病院に行きたい」と言うものだろうか？　という疑問も残ります。「病院に行きたいとはっきり聞いたのでそうしました」と説明しても、私に対する不信は募っていきました。

しかし、私は本人の希望を叶えたのです。後悔はありません。

葬儀の後、講演の旅から戻り、すぐに私は香典を持って伺いました。しかし、貴美子さんは「あなたの香典なんか受け取らない。病院に運んだのだから」と言います。それで「いや、それはご本人の希望だったのです。この耳で聞いたのです」と再び説明をしました。そして、もう一度香典を渡すと、それを受け取って私に投げつけました。

確かに、私はよしさんの希望を受け入れ全うしましたが、家族が行き場のない感情をぶつけられるのは仕方のないことです。

「ごめんなさい、申し訳ありません」と頭を下げて帰るしかありませんでした。

その後、その噂はすぐに島中に広まりました。

「柴田は抱いて看取ると言っているが、最期は病院に運ぶ。いざとなったらやっぱり怖かったんだ」と……。

スタッフが買い物に行くと商店で「おまえも柴田といっしょにいると同じに見られるから、あそこは辞めな」と、スタッフが言われるのです。

スタッフは「柴田さん、島の皆さんに弁明してください。私たちが辛いです。おばあちゃんが病院に行きたいと言うのは私たちもはっきりと聞いています。10日ぶりに話をしたので皆驚きました。だから救急車を呼んだのに、何でその話をしないのですか」と言います。

しかし、私は弁明はしませんでした。島中にその噂が広まり、辛くていたたまれなくなって辞めるスタッフも出てきました。しかし、私が弁明することで、また、ご家族を傷つけることになってしまうのです。そんなことをしても意味はありません。

「私の名誉を守ることが大切なことなの? そんなことはどうでもいいことよ。見ている人はちゃんと見ているし、分かる人は分かるのだから」とスタッフに言いました。

困難に直面すると、私はいつも海を眺めます。空には鳥が舞い、海の中では魚が光り、海草が揺れています。風がささやき、波間が太陽の光を受けて輝きます。そうやって佇《たたず》んでいると、困難だと思っていたことも小さなことで、どうでもよくなってきます。皆さんに真心を尽くしていくことで、きっと分かってもらえるのだと、光る海が教えてくれるような気がします。

人の心は変わるものです。変わっていいのです。最期の場面はやり直しがききません。私たちがどんなに振り回されたって、旅立つ人の希望を叶えてあげることが大切です。

アキさんの死

「なごみの里」にぽつりぽつりと利用者が現れるようになりました。

基本的には、重度で、家族が看ることの難しい幸齢者の方をお預かりしました。暴力を振るう方、重度の認知症の方、家族が障がいをもっていて看ることができない方、さまざまな幸齢者を預かり、スタッフとともに、心をこめて日々の介護と看取りを行ないました。

１００歳のアキさんが、島に唯一ある軽度の介護施設から寝台車で、なごみの里にやって来ました。

「わしは家がいいなあ」

唯一の介護者、息子の重太郎さんは74歳。高血圧の持病をかかえ、先日退院したばかりです。

「頼むからここにいてくれ。わしも体がもたんのだよ」

耳の遠いアキさんに私はマジックで書きました。

「アキさん、息子さんが元気になるまで、ここにいてください」

「息子はそんなに悪かですか……」

アキさんは布団を頭の上に引き上げると狂おしいほどにオイオイと泣き出しました。

ひとしきり泣くと、覚悟を決めたアキさんは、両手を合わせ言いました。

「よろしくお願いします」

その後、アキさんから愚痴の一つも聞いたことがありません。常に笑顔で合掌です。

皺《しわ》だらけの痩せた手を合わせると、私たちはそっとアキさんの手の上に自分たちの手を合わせました。

「7人兄弟の末っ子、甘えん坊で、あたしゃろくな人間じゃないよ」

アキさんはいつも私たちを笑いの渦に巻き込みます。

「あんたの笑顔は世界一！」

「アキさんの笑顔こそ世界一！」

アキさんは、補聴器が嫌いで筆談です。どうしてと尋ねると、

「筆談だとみんなが奇麗な言葉を選んで書いてくれる。悪いことは、聞こえないほうがいいよ」

と、言われました。

あるときアキさんはブツブツと何やら小声でつぶやいていました。

「何を言ってるの?」

「最期のとき楽しく死ねるようにね、いつ死んでも『ありがとう』って言えるように練習しているんだよ」

アキさんの体力が衰えてくると、食事をとれなくなってきました。

「アキさん、ご飯食べられんようだから、点滴する？」

「いや、もういいよー。もう死ぬだけん」

「何で分かるの？」

「わしは偉いからな」

アキさんはガッハッハと笑いました。アキさんの最期には私たちは愛を注ぐこと以外にありませんでした。アキさんの「そのとき」にそばにいる。そう私たちは決めました。

「苦労して建てた家だけん、わがとこで死にたい」

死の10日前、重太郎さんの車で自宅にお連れしました。リフトも寝台車もない乗用車ですが、そのため重太郎さんは母親のぬくもりをその腕に感じ残すことができました。

自室のベッドに横たわるアキさんは、しばらく部屋の中を見渡すと静かに言いました。

「ああ、わしはこれで死ねる。ありがたいねえ」

アキさんの深い、深い笑顔はこの世のものではないほどに美しく、皆は涙を隠せませんでした。最期のしあわせとはこんな場面を言うのだとつくづく思います。

深い眠りについたアキさんの手を握り、肩を抱いて安らかな時間を長く過ごしました。こうしていると自分までアキさんの世界に行ってしまいそうです。

「アキさん、誰か会いたい人はいる?」

「わしはもう会いたい人には会える。大阪の娘にも会ってきた」

「大阪の娘さんって?」と聞くと
「娘は薬局をしている。ティッシュを棚にたくさん積んでいたよ」と見て来たかのように言うのです。

きっと旅立つ人は自由なのでしょう。

さらにアキさんはすでに死んでこの世にいない父母、ご主人に会ったと言います。

「どんな話、したの?」

「大事すぎて、教えられん」

どうやら人間は死の前にすでに亡くなった方々がお迎えに来て、行きつ戻りつ、練習しているようです。

こうした話を私は、アキさん以外の方からもたくさんお聞きしました。

「お世話になりました。ありがとうございました」

アキさんは皺だらけの小枝のような手を合唱させ、神仏に抱かれているような笑顔で、深い眠りにつきました。旅立ちが近いことを感じて、私は重太郎さんを呼びました。

早朝アキさんは眠るように逝《い》きました。

私はアキさんを抱きしめ、頬を寄せ、ありがとうと言い続けました。するとアキさんから、「ありがとう」の声が聞こえた気がしました。

抱きしめたアキさんのぬくもりと良心は、しっかりと私の心の中に落ちていきました。

重太郎さんは、私がいる間は無言でした。

私が帰った後、抱いて「ありがとう」を伝えたそうです。日ごろから、重太郎さんは、無口な方でした。

後日、自宅をお訪ねした折、重太郎さんがなれない手つきでお茶を入れ、「柴田さんが看取りは第二の誕生と言っていたけど、そのとおりだったね。あんなに憎んでいた母だけど、産んでくれてありがとうと、父母に感謝できた瞬間だった。

わしは父さんが亡くなるとき死に目に会えなかったです。仕事で忙しいわしに知らせんかった母を恨みました。父に最後の親孝行がしたかった。

でも、こうして母の最期を立派に抱きしめて看取ることができて、わしの母への恨みが全部消えました。今、わしは父さんと母さんへの感謝の気持ちでいっぱいです」

重太郎さんは両親との関係が生まれたその日に戻ったと言いました。

抱きしめ、母のぬくもりを感じ良心の再生を果たす。看取りは誕生と同じところにあることを、確信しました。

そして、それからも重太郎さんはたびたび、里に自分の作った野菜や卵を届けてくださいました。


懐かしくて嬉しい、お迎えが来るまでは……

アキさんのように旅立つ人は例外なく、先に逝った人がお迎えに来たとき、死を受け入れて不安も恐れもなく仏様のようになります。

私は、お迎えは誰にでも来るもので、旅立つための準備として神仏が準備した自然の摂理ではないかとさえ思っています。人は、このお迎えによって死の準備をし、安らかに旅立つようになっているのです。言い換えれば、お迎えが来るまでは安らかに死ぬことはできないのだろうと思います。

私は、本人からお迎えのことを聞くこともありますが、喋れない人は表情で「お迎えが来たのだな」と分かります。表情がそれまでとは明らかに変わり、安らかに、光に包まれたようになるからです。

医師でありながらお迎えについて研究をした岡部健《たけし》医師は、東北大学の文化社会学の専門家や社会調査士といっしょに本格的なお迎え現象の調査を行いました。

その調査では、病院で延命治療をしながら最期を迎える場合はお迎えを見ることがほとんどなく、自宅で自然死で旅立つ場合は、お迎えを体験することが多いという結果が出ています。

岡部医師はその結果に対して「私が20年近く病院の中で医師をやってきて、なぜお迎えが見えなかったかというと、病院の治療は、穏やかな死に伴って出て来るような意識平癒を崩すようなことをしていたのではないか。その一つが点滴ではないかと考えられる」（『看取り先生の遺言』奥野修司著・文藝春秋刊）と語っています。

医療の発達によって、自然の摂理を無視するように延命治療が行われ、病院で最期を迎えることが常識となった今の日本です。多くの人は死は忌み嫌うもの、怖いものとして遠ざけて死を正面から受け止め、看取ることをしなくなりました。

これからの日本は多死社会の時代を迎えます。病院で看取ることができずに、在宅で看取らざるを得なくなります。もう一度、安らかに逝くためにはどうしたらいいのか考え直す時期に来ているようです。

人は亡くなるときには脳からモルヒネが出て、痛み、寒さ、暑さ、恐れがなくなると言われます。人間の体には自然にそのような機能が備わっているのです。

そして必ず、お迎えが来ます。

お迎えが来るのをいっしょに待ちましょう。お迎えが来ないうちに死ぬことはないのです。お迎えを体験すると、懐かしくて、嬉しくなるのです。そして、魂が行ったり来たりできるようになって、初めて旅立つのです。

年を重ねた幸齢者の重みのある言葉

90年以上も年を重ねてきた方々と時間をともにしていると、その生きた重みや深さに対して敬意を払うことはあっても、私から何か立派なことを言ったり、立派なことをしたりできるはずはないと、つくづく思えてきます。

80歳、90歳の方に向かって何を言っても浅く、言葉の重みが格段に違うのです。ただ、静かに耳を傾け、相槌《あいづち》を打ち、首《こうべ》を垂れるしかありません。

以下に、心に残った幸齢者の方の言葉を紹介します。

——年寄りは家の光だわい。今はどん家も年寄りを追いやるけー、家の光がないだわい。だけん、若い者が平気で悪いことをする。昔は年寄りを家の光と言って、大事にしたもんだけんなー——

――父ちゃんが死んだらこげな大きな家に一人で暮らすのは寂しいと思っとったけど、本当に父ちゃんが逝ったら、生きていたときよりも父ちゃんが近くにおるようで、この家を離れられんよ――

――手術前、とても息が苦しゅうて、もういけんかと思った。でもな、手術が終わって思いきり息を吸ったとき、涙が出たわい。元気なころは息をすることがこんなにありがたいとは思わんかったのにな。それまでとは大ちがいだ。今は生かされているんだって分かるよ。いつもいつも空気に手を合わせちょる――

――「トミさん。どうして、鏡の前で笑っているの？」

「笑って死ねるようにけいこしとったわい。遺影を準備するのもいいが、わしは一番いい顔で死のうと思うちょう」――

冬

母とともに

お母さん

　庭の枇杷《びわ》の木に花が咲き、昨夜降った雪がその花を美しく光らせます。

　たくさんの枇杷の実を食しながら、いつもお母さんのことを思います。私に枇杷の花のころを教えたのはお母さんでした。

　巡り巡る季節が流れることを感じられる私に育ててくださったことを嬉しく思います。

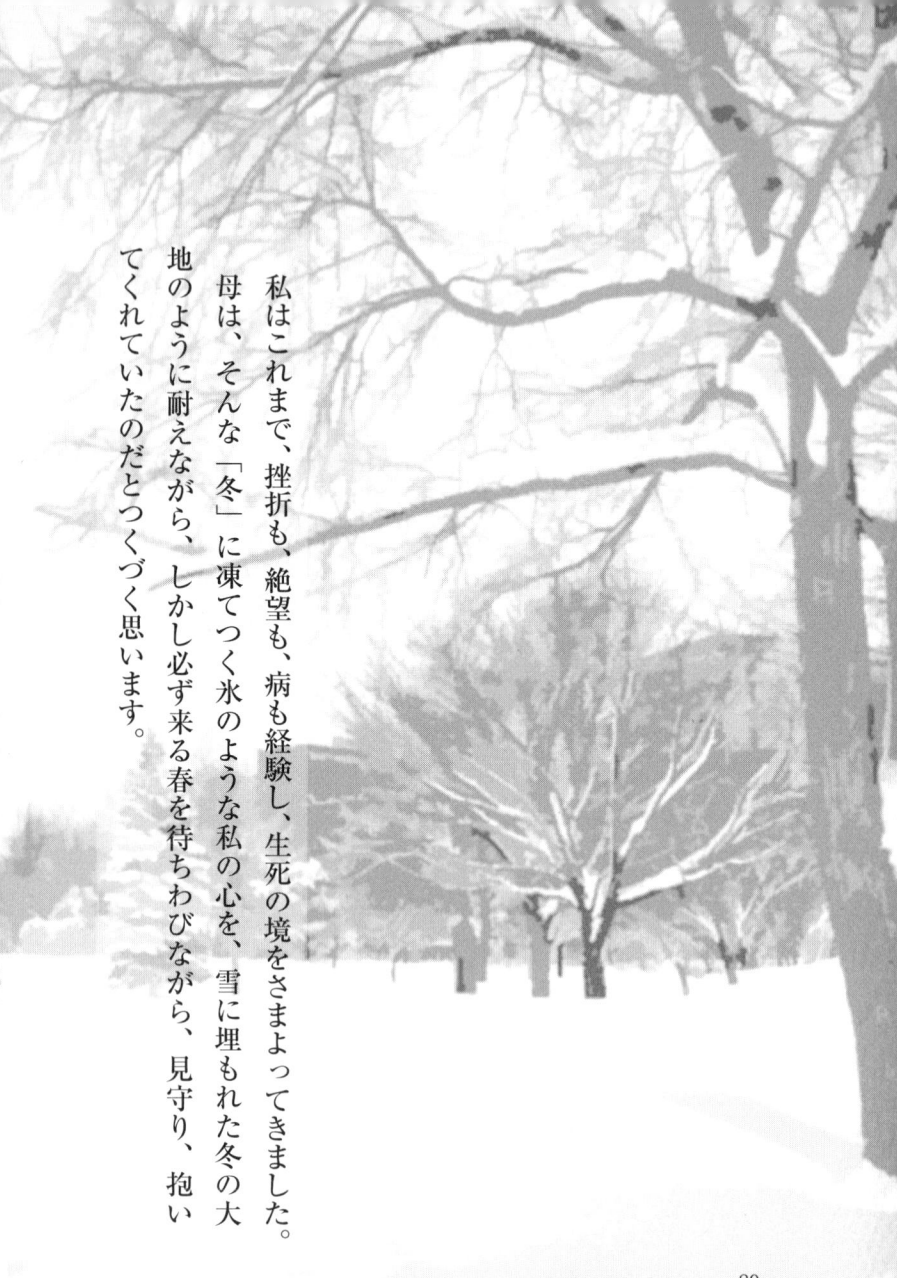

私はこれまで、挫折も、絶望も、病も経験し、生死の境をさまよってきました。

母は、そんな「冬」に凍てつく氷のような私の心を、雪に埋もれた冬の大地のように耐えながら、しかし必ず来る春を待ちわびながら、見守り、抱いてくれていたのだとつくづく思います。

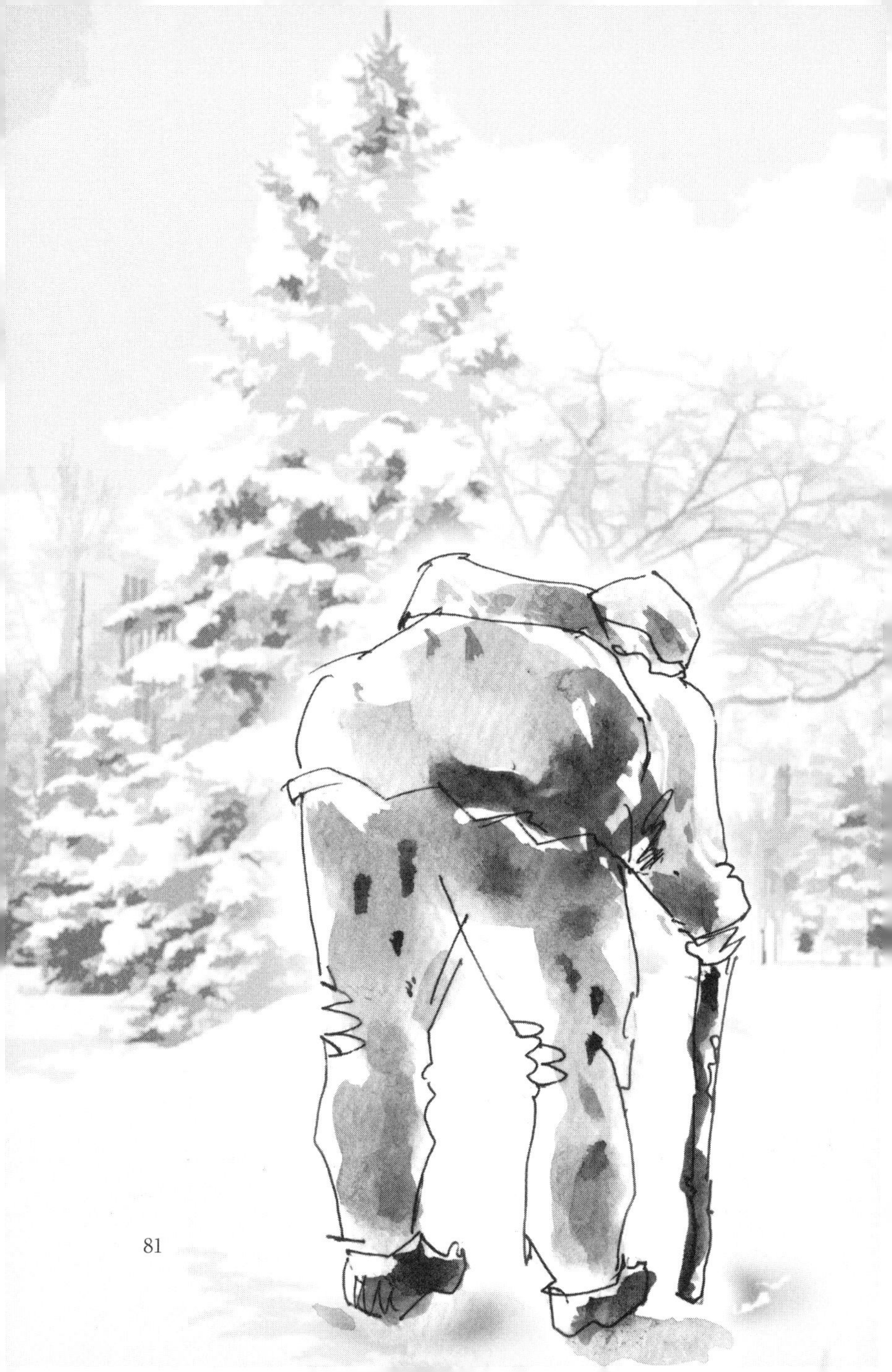

霧雨の中、母とお参りした出雲大社

島でヘルパーをして、「なごみの里」を立ち上げる前のこと、母が87歳のときでした。私は「最後に大社さんが見たい」と言っていた母といっしょに出雲大社に行きました。霧雨の中を母はやっとの思いで拝殿から本殿へたどり着くと、背筋をぴんと伸ばして柏手を4回打ちました。静かに祈る姿があまりにも美しく、つい見とれてしまいました。

そして、急に踵《きびす》を返すと、再び歩きはじめました。本殿の周りにある九つの摂社（出雲大社の祭神である大国主大神《おおくにぬしのおおかみ》に縁故の深い神仏を祭った神社のこと）を参拝しようと言うのです。

「もうこれ以上歩くのは無理よ」

母はそんな私の言葉を聞き入れようともせずに、少し歩いては止まり、また少し歩いては止まりながら歩きつづけました。そして、摂社の前に立つと手を合わせて祈りました。

ひととおり回り終わると、母は静かに語りはじめました。

「もう、わしがここに来ることはない。でもあんたがここに立つとき、母さんもいっしょにここに立っているよ。山家出のわしは大国家に嫁いだ。若いころ何度、逃げて帰ろうと思ったか分からん。でも、５人も子供を授かった。あんたと親子になれてよかった。不思議だね。誰が親子って決めてくれるんかね。ありがたいなあ」

「久美子、最後に大社様に来られてよかったよ。こうして皆順送りにされていくんだね」

そう言うと私に手を合わせました。「５人の中で一番苦労をかけてきたはずの私に合掌するなんて……」私はそう心の中で叫んで、老いて小さくなった母を抱きしめて泣いてしまいました。

いつしか、霧雨が止んで、高い杉の木立の合間からわずかに太陽が顔を出し、母と私に光が降り注がれていました。

どんなに親不孝でも寄り添ってくれた母

私は母に大きな悲しみを与えてしまいました。

20歳を過ぎたころにマクドナルド社に就職し、成功の階段をのぼりました。そして、結婚をして母になったにもかかわらず、自殺未遂をしたのです。

命はかろうじて取り留めたものの、夫とは離婚し、子供たちとも別れを余儀なくされました。

わが子が自分の命を断とうとしたことを知った母の苦しみを想像すると言葉もありません。しかし、当時の私はそんなことに思いを馳《は》せる余裕もありませんでした。

マクドナルドを退社し家族と別れた私は、福岡に移りスパゲティのレストランをオープンしましたが、赤字続きでした。

そして、ある出会いがありヘルパーの道を選びました。しかし、そこに私の生きる意味は見いだせず、無謀にも離れ島で看取《みと》りの家を立ち上げると言いはじめたのです。

思い立ったら脇目も振らずに突き進む娘の性格に、母は今度は何をやらかすのか心配しないはずがありません。

看取りの家を立ちあげるにあたっては、母は猛反対しました。というよりも、離れた島に住むこと自体に賛成しなかったのです。

そして島でヘルパーをしていたときに顎下腺《がっかせん》ガンになってしまいました。

母には、歯ぐきが腫れて、のどの調子が悪い、という程度にして、難しい病名だからと言ってガンのことは隠していました。でも、薄々感じていたようです。

手術のために本土の病院に入院すると、毎日のように病院に訪ねて来てくれました。

「あなたにあげるものは何もないけど、あなたが大事だから毎日来るよ」と手を握ってくれました。

その言葉に、申し分けなさと嬉しさが入りまじり、言葉もなくただ手を握り返すだけでした。

病院では時間があり、長い時間手を握り合って過ごしました。

反対しても、私が母の言うことを聞かないことはよく分かっていたようです。

母は私が小さいころ、人様のためになることをするようといつも話していたのですから、私が選んだ道が間違いであるとは思っていなかったのでしょう。私がすでに、人生の目的はここにしかないと固く決心していると分かっていたのだと思います。

しかし、親心として、誰も身寄りもない土地で、経済的な自立の見通しのないこの道を進むのに賛成するわけにはいかなかったのでしょう。

こんな病気になって再び、医療のない島に戻ることに大反対でした。「おまえの体に何かあっても病院に行けないのだ」と言いました。母は、自分のことはもうどうでもいいけれど、まだ若い私にとって医療は絶対に必要なものだと思っていたのです。

成功の階段をのぼっていったマクドナルドでの日々

親不孝ばかりをしてきた私は、これまで十分に話していなかった過去のことを母に話しました。それは、母にとっては聞くに堪えない苦しみかもしれませんが、あえて話したのです。

————

マクドナルドの藤田社長の著書の『ユダヤの商法』を読み、「日本の食文化を変える。日本人の持つコンプレックスを取り除くために、食文化を変え、体格を欧米並みにする。それこそが戦後日本を本当の意味で立ち直らせることだ」と熱く語る言葉に感激した私は、藤田社長の情熱にふれたい。この会社で働きたいと直観的に思いました。

当時、東京にあったマクドナルドの本社にすぐに電話をし、社員募集をしているかどうか尋ねました。するとタイミングよく大阪の本部で秘書1名を募集しているとのこと。急いで大阪に行き、友人のアパートに荷物を置いてそのまま試験会場に行きました。

50人を超える長身で美人の女性たちがステキなスーツを着て並んでいます。私は150センチそこそこと小柄で、大学卒業が条件なのに、専門学校しか出ていない、語学力もない田舎者です。何とも場違いな存在に思えて身が縮む思いでした。

ところが、なぜか英文の和訳の試験に合格し、書類審査も人事面接も通過し、最後の社長面接に残ったのです。私は、すでに藤田社長に会える喜びで舞い上がっていました。残ったのは5人で、どの顔も自信に溢れて、高いヒールを履きこなし、身のこなしも洗練され美しい人ばかりです。誰が採用されても不思議ではありません。ところが、世の中には1＋1ではないことがあります。何と私が合格してしまったのです。

藤田社長が島根県の出身であることも後押しして、面接のときには面接であることも忘れて話しこみました。

「なあ大国さんよ。あんたの家のそばに知井宮というのがあるが、知っているかね？私はよく、物がないときそこに行ってね。よーく、米を運んだもんだよ。分かったかね」

「やみいち、ですか？　知井宮をひっくり返すとやみいちですよ」と言って、私は大声で笑い転げました。するといかつい顔の藤田社長も大笑いしました。

面接というよりも故郷の話をするために来たようで、私はとても身近な人に思えました。また、大物と呼ばれる人のもつ心の大きさに感動しました。

藤田社長は日本人にアメリカ文化を理解してもらい、しあわせな日本を造るのだと熱く語っていました。人が次の世代に伝えるもの、それが〝文化〟だと。

藤田社長が語ったこの言葉こそが、私が父から聞き続けてきた言葉でもあります。

文化こそが心を豊かにするもの。幼かった私は十分理解はできませんでしたが、文化という言葉は、１４００年の歴史が流れる出雲大社のふもとで生まれ育った私たちが、自然に身につけている言葉なのかもしれません。

古く『古事記』の中に書かれている大国主大神を大いなる父として生きる島根の人々。その神話の中には天地を貫く真理があり、正しい宇宙観、深い人生観が流れているように思います。そうしたものが島根の古き良き文化として受け継がれ、残っているのです。

『古事記』に語られる多くの教訓を、父は私に暮らしの中で一つひとつ伝えてくれたのでした。すべての人は皆作り主なる方から命をいただいています。だから、お互いが手を合わせて敬意を払い、挨拶をしながら生きています。

また、すべてのものに神が宿るとされています。これも日本の神話の心です。そのように私は物心つくころから小学生までの間に父から教えられ、そのことが体に染みついているのです。これは単に言葉で伝えられるものではなく、暮らしの中で、文化として連綿として受け継がれているもののように思えます。

そして、その文化に誇りを持っているのです。

藤田社長とはすっかり、この文化論で意気投合して、まるで父と話しているように満たされて、面接会場を後にしました。

数日後、一通の手紙で秘書に採用されたことを知りました。

後日、人事担当者は言いました。

「いやぁ、初めてでしたよ。面接で社長の前で大笑いした人は。全然仕事ができない人か、よっぽどできるか。まあ、できないときには辞めてもらっても、すぐに代わりは見つかるしね。面白いから採用しようとなってね」

そんなわけでマクドナルドでの生活がはじまりました。

大阪本部唯一の女性として、朝一番に出社し、夜は最後にカギをかけて帰る日々でした。女性としてバカにされまいとして、必死でマニュアルを読み漁《あさ》る私に、他人を思いやるゆとりはなくなっていました。自分を見下すような男性社員を見返してやりたいと思ってさえいたのです。

私が入社した当時は、全国にまだ27の店舗しかありませんでした。最初の12月の暮れのことでした初めて実家に帰るという私に、藤田社長はそっと紙包みを渡して「飛行機で帰りなさい。よく頑張ったね」と言いました。

秘書から店舗経験を経て埼玉県に新設された店の店長になりました。

「スマイル、ゼロ円！　いらっしゃいませ！」若いアルバイト店員の声が元気に響きます。

「あのう、店長さんはどこですか？」お客様の視線が頭の上を通りすぎます。

「私です」と答えると皆びっくりして、周りを見渡します。

「私が店長で～す」

男性の店長がほとんどだった時代、女性店長として懸命に働いていました。

私は持ち前の負けん気を発揮して営業成績を伸ばしていきます。最盛期には、管理基準が日本一とされた店に送られる社長賞「藤田田賞」を受賞しました。

1986年、マクドナルドはニューヨークのブロードウェイで人気のミュージカル『42nd street』の上演に力を注ぎます。

「うわー、あたしもアメリカに行って本場のミュージカルを見たい！」

思いは現実になります。夢を心にもつと道が開かれる。夢を語ることで、より近づくことができる。

世界中から6千人が一堂に集まり、3日間にわたってマクドナルドの運営、管理のすべてを話し合う大コンベンションに参加するよう抜擢《ばってき》されました。

小柄な私は子供みたいに扱われました。高層ビル街を、背筋をすっとのばし、スーツ姿にスニーカーで颯爽《さっそう》と歩く同年代の女性の姿に圧倒されます。

さらにその人たちの行動力や発火しそうに充満しているエネルギー。これまでの自分がいかに狭い世界にいたかを痛感しました。

結婚、出産のしあわせな日々から一転、すべてを失う

仕事を楽しみ、恋をして、22歳のときやさしい夫と結婚しました。妊娠3ヵ月でつわりがはじまりましたが、仕事中は何事もないような顔で働きました。辛くても、お腹の中の命が、しっかり自分を見ていてくれるようで嬉しいのです。夫はハラハラしながら見守ってくれました。胎教に音楽がよいと聞けばクラシックのCDをかけてくれました。

いよいよ陣痛がはじまり、夫に抱えられ産院へ。

陣痛はたとえようがないほど苦しいのですが、そのあとの喜びを思うと耐えられました。夫がしっかりと手を握り、痛みの激しい腰をさすります。赤ちゃんは太陽が輝くこの世界に出ようとおりてきました。

「おぎゃあ……」元気な声を聞いて、夫と私は手をとりあって泣きました。

赤ちゃんはお風呂の中でブーッとおならをしたかと思うと、プカプカと黄色いうんちが浮かんで来る。そんなこともしあわせなひとコマでした。

泣いては乳を飲み、すやすやと眠る。私はどんなに疲れていようと、寝ているわが子を何度も見つめました。

母が私たちにそうして感じたであろう〝親の心〟を初めて知りました。


家庭と仕事の両立の問題は、働く女性が必ず通過する問題です。私は仕事にのめりこめばこむほど、その問題で自分自身を傷つけてしまうようになりました。

子育ては当然他人任せで、授業参観には制服で行く状態です。人生を歩むスピードを上げ過ぎていたのでしょう。母として、妻としては失格でしたが、仕事を止められず、完全に心のバランスを失ってしまいました。

1日は24時間と限られている中で、時間をどう振り分けるのか。今の私ならば「愛とは、愛する人に自分の時間を注ぐこと」と言い切ることができます。

しかし、当時は仕事に打ちこめば打ちこむだけ家庭に注ぐ時間はなくなり、家庭でもよき妻であり、よき母でありたいと願う完璧思考の自分と現実の板挟《ばさ》みになって、何もできない自分を責めていました。

当時の私はどんなに働いて尽くしても、満足を得ることができません。焦りを感じ、夫とのボタンのかけ違いもあり、毎日深刻な悩みに陥ってしまっていました。

夫とのボタンのかけ違いも、自分の至らなさから……そう自分を責めつづけて夜も眠れない日がつづきました。次第にお酒に逃げる度合いがひどくなり、飲めば飲むほど思い出したくないことを思い出してしまいます。

一番下の次男はすでに9歳になり隣に寝ています。しかし、その子に心は向かず、赤ちゃんのころのことばかりが脳裏をかすめます。悪い母だと胸をかきむしられる思いで自らを責め続けました。

当時、病院で睡眠薬をもらっていたのですが、仕事ではマクドナルドの最高の栄誉である「藤田田賞」を受賞した後で、目標を失って脱力感が押し寄せてきた時期でした。思えば、必死で長く働いたマクドナルドは本当に日本の食文化を変えてしまいました。歩きながら食べることが当たり前になり、時間が経てば余った食べ物は平気で捨ててしまいます。肉食が普通となり、お米を食べない人が増えました。

当時マクドナルドは、スマイル0円と銘打って、スマイル0円を普及するために多額の広告費を投入していました。

自分の働いてきたことは、本当に日本のためによいことだったのか……。次第に私の心には隙間風が吹きはじめました。

「会社を辞めようと思います」

「そんな……。思いつめないで、世界旅行にでも行ったら楽しいよ。今は疲れているんだよ。きっと気が晴れるから」と、当時の上司はこともなげに言いました。これ以上話しても無駄だと思いました。

そして、数日後、私は睡眠薬を大量に飲んだのです。

その日は子供たちを送り出した後、いつものように出勤しようと家を出ていました。ところが、なぜか店ではなく再び自宅に向かって歩いていました。

家に戻ると睡眠薬の袋を開け「これですべてが楽になる」と、誰かが耳元でささやいてでもいるかのようでした。誰も止めることのできない運命に流されるように、5錠、10錠と薬を飲み続けました。

今思えば、その行為は母を苦しめ、家族を苦しめて、子供たちを傷つけ禍根を残す最悪の選択だったのがよく分かります。自殺は自分だけのわがままで、天から与えられた命を断つことです。

私が今、看取り士として直面している「死」は自然死です。自然死は、天寿を全うすることであり、自らと神仏が合意のもとに旅立つものです。

しかし、そのときにはもう自死こそが救いの道だと思ってしまっていたのです。

幸い発見が早く、すぐに病院に搬送されて一命をとりとめました。

私の意識が戻ると、病院に駆けつけていた兄は言いました。

「命を断ちたいと思うほど辛いのなら、すぐに帰って来い」

こうして私はマクドナルド社を辞したのですが、こんなことをしてしまったのですから家族との別れ話になっても拒否することはできませんでした。夫とは離婚し、子供たちは収入を断たれ、経済的にも精神的にも不安定な私を選ぶことはありませんでした。

子供たちとの別れは想像を絶する寂しさでした。美しいものを見ても美しいとは思えず、誰の言葉も心の中に届いてきませんでした。そして、胸が苦しく、呼吸が止まるのではないかと思うほどでした。子供たちとの別れの日を前に、目に映るすべてがモノクロの映像のように映りました。

しかし、「大丈夫。大丈夫。私も子供たちも生きている。生きているだけでしあわせだ。そして、必ず、いつか会える」私はこの言葉だけを念仏のように必死に唱えて、崩れそうになる心を支えて日々を過ごし、東京でレストランを開きました。しかし、うまくいくはずがありませんでした。

私に生きる希望を与えてくれた〝声〟

その後、交通事故の後遺症で苦しむ二人目の夫との出会いがありました。彼の父親が肺ガンで余命宣告を受けたのを機にいっしょに福岡に移り住み、二度目の結婚をしました。

私はスパゲティのレストランをオープンしました。しかし、開店はしたものの売り上げは一向に伸びません。

ある夜、いつものように赤字の帳簿をつけ終えて、一人ベッドに入りました。するとどこからともなく声がするのです。

「愛こそ、生きる意味だ！」

私の耳にはっきりと聞こえてきたのです。飛び起きてあたりを見回しますが、誰もいません。ただ、足もとのあたりに光がボーッと光っているのが見えました。

これこそが神仏の業だ、と理由も分からず私ははっきりと感じとったのです。今まで忘れていた何かをこのときに取り戻した、と思うことができました。そして、そのまま起きだして、翌日に店を閉めることを決心したのです。

声をかけてくださったこの方の言うままに生きよう。そう決心すると、これまでには感じたことのない希望が見えてきました。この日を境に一切の不安が消え去っていました。

私は、福岡の店を閉めた後、前述したように特別養護老人ホーム、さらに有料老人ホームの寮母として働きました。そして、そのあと島にわたりヘルパーとして働いた後に、看取りの家「なごみの里」を立ち上げたのです。――――

母との二つの約束

顎下腺ガンの手術をして退院する前に、いつも病院に来てくれた母に、私は「最期は私が看取るからね」と言いました。

すると、母は私に二つの約束をしてほしいと言いました。

一つ目は、延命治療をしないで自然死で看取ってほしい。

二つ目は、最後は病院で私に看取ってほしいということでした。

ガンの手術を終えて島に帰った私は、「なごみの里」の立ち上げに奔走していました。

その年の3月、88歳のお祝いを終えた母が「心不全で病院へ運ばれた」といっしょに暮らす長男夫婦から連絡を受けました。「なごみの里」の準備は急遽《きゅうきょ》スタッフに任せてフェリーで本土に向かったのです。

まるで、私の乱れる心のように海は荒れていました。

病院に直行した私は「今生きているのが奇跡です」と医師から告げられました。心臓は弱り、鼻は酸素管、尿道にも管をつけられ、ベッドに横たわっていました。それでも私に向かって母は笑顔を見せ、必死に起き上がろうとしました。

私はそれを制して母の浮腫《むく》んだ足を何時間もただひたすらさすっていました。すると、隣のベッドに入院している高齢の方が「私は母を知らないんです。3歳で亡くしたの。あなたはお母さんのぬくもりを感じられていいですね」と語りかけてきました。

私は頷《うなず》きながら、冷たくなった母の足を手でさすっていると、母の心と一つになれたような安堵感で涙が溢れてくるのでした。

母の容体は何とか落ち着き、島に戻ろうとしたその朝、心臓発作に見舞われてしまいました。すると苦しみながら私に強い口調で「島に帰れ」と叱るのです。もうこれ以上娘には余計な心配をかけたくない、という母のやさしさだったのでしょう。

「島の方を母と思って、わしと同じようにふれあうんだよ。そうやっていつも、おまえが真心を込めて人様のためによいことをしていれば、必ず功徳がわしにも回ってくる。だからわしのことは何も心配はいらんよ」

まともな親孝行もせず、心配ばかりかけてきた私に対するやさしさが骨身に沁《し》みてきました。私は後ろ髪を引かれる思いで病院を後にしました。島に向かうフェリーに乗って、遠ざかる本土の山々を見つめながら、母に申し訳ないという思いでいっぱいになり眼から涙が溢れました。

どんなときでも笑顔を絶やすことのない母でした。私は幼いころ、よくいたずらをして父に暗い米蔵に入れられました。すると、そっと米蔵の戸をあけて私のもとに駆け寄り、泣き疲れた私の体を抱きしめてくれました。

また、小学5年の雪の夜、お風呂あがりの私は布団に入ると、ふと昼間に友人と約束したことを思い出しました。

「陽子ちゃんに漫画の本をかしてあげると言ったけど忘れていた。まあ明日でもいいか」

母にそう言うと、私の手を握り
「くんちゃん。今から行こう。母さんがいっしょに行ってあげる。約束を守ることが一番のやさしさ。約束は相手にとって希望なの。どんな小さな約束も、あなたがしたのだから守りなさい」と。

私は不承不承、洋服に着替え、寒い夜道を母に手を握られて友人の家に向かいました。友の家の玄関先で漫画の本を手渡すと、急いで外に出ました。母は笑顔で、雪の降る中で待っていました。そして手を繋《つな》いで家に帰り、布団の中で冷えた足のまま母を待っていました。

用事を終えて私の待つ布団に入った母の太ももに、私の冷たい足を入れました。母の柔らかい肌とその温もりは、今もこの足に残っています。

母は「やさしさとは、どんな小さな約束も守ること」と、自らの時間を使い、体を使って教えてくれました。その言葉は幼い私の心に母のぬくもりとともに刻まれたのです。母に抱かれたぬくもりを私は今も忘れることはできません。思えば、大家族の家に嫁ぎ苦労が絶えず、しかも戦火の中を生き抜いてきた母でした。

絶えず周囲の人たちに迷惑をかけまいと陰になって静かに生きてきた母が、もう88歳にもなっていたのです。

ぬくもりを残して旅立った母

その後も母の容体は思わしくありませんでした。すでに食事が摂れない状態が4日も続き、私は義姉から連絡を受け再びフェリーに乗ったのでした。そして、病院に駆けつけた私は、担当医から母の容体の説明を受けたあと最後に「延命を希望されますか？」と聞かれました。

「いいえ、自然死で――。私が看取ります」

私は延命治療をきっぱりと断りました。病院は病を治すところであり、病人の心を支えるのは家族だ、と考えていたからです。また、はっきりと母の希望を聞いています。母は元気なころ私によくこんなことを言っていました。

「姉さんが入院したのでお見舞いに行った。廊下を歩いていると、病室から苦しそうなうめき声が聞こえてきて……。どなたが苦しんでいるのかと思い、病室をのぞくと、それは姉さんの声だった。体中にたくさんの管をつけられ、苦しんでいる姉さんがかわいそうで、声もようかけんかった。わしが死ぬときには、体に管はつけんでくれよ」

末娘の私が家族の誰にも相談せず「自然死で」と決断したことに迷いはありませんでした。まず、何よりも母の意思が尊重されるべきなのですから。

「母は自然死を望んでいるので、私が看取ります。病院での最期を希望していますので個室を貸してください」

医師はいぶかりながらジロリと私を見たあと、何とか個室を用意してくれました。

私はマジックで画用紙に「頑張っている母に、『頑張れ』とは言わず、『大丈夫だよ』と声をかけてやってください。娘より」と書き、ベッドに眠る母の頭上の壁に貼りました。

「くんちゃんがいつも大丈夫、大丈夫って言うけど、その大丈夫の意味が分かった。こちらの世界にはあなたがいる。あちらの世界にはとうに旅立ったおじいちゃん、おばあちゃんたちがいてくれる。だからどちらにいても大丈夫なのね」

この日から14日間、私は母の手を握り、個室で暮らしました。

私が食事や入浴をするときは、兄姉、甥や姪、姪の小さな赤ちゃんまでもが母の手を握りつづけました。

夜も用意されたベッドに寝ず、母の呼吸が感じられるようにそのベッドに座りました。あたたかい手を握り、静かに呼吸を合わせます。

母はベッドの上で眠っていましたが呼吸は荒く、辛そうでした。私はベッドの横に腰をおろし、目線に合うように顔を近づけました。

病室の外では春雷が鳴り響いていました。母はときどき目を覚まし、澄み切った清らかな瞳を私に向けてきます。そして、安堵して再び目を閉じます。私は母の手を握りながら、心の中で語りかけました。

「あの寒い冬の出来事を母さんも覚えているよね。私の喘息《ぜんそく》がひどくなって、医者から『もうダメですね』って言われたときのこと、お母さんは寝ずに私を抱いていてくれたよね。あのとき、私は幼くてまだよく分からなかったけれど、母さんの腕の中で死んだって思ったの。でも、怖くなかった。きっと母さんのぬくもりに浸って、安心しきっていたんだね。ありがとう。母さん」

私の脳裏に母との懐かしい思い出が次々と蘇ってきます。

「母さん、出雲大社の大祭のとき、私はみんなに祝福されて生まれてきたんだよね。本当に私を産んでくれてありがとう。ここまで育ててくれてありがとう。こんなにも愛を注いでくれてありがとう……」

私は寝ることも忘れて母といっしょに、遠い過去を旅していたのです。改めて自分の人生を振り返ると、私は今日まで自分一人の力で生きてきたと錯覚していたのかもしれません。多くの愛に包まれ、多くの命に支えられて存在し、生きてきたことに気づいていませんでした。

母を見送ること、それは私にとって自らを探す旅であり、生の意味を問い直すことでもあったのです。

「我生かされて、ここにあり」私は、母への感謝の思いに溢れていました。

数日後、母は突然、しっかりと目を開き、自らの手で酸素マスクをはずしました。

「胸が苦しくなるから、酸素マスクだけはしててね」と言っても、首を横に振ります。

「神仏がいっしょだからもういらないよ」と言うのです。そして、皺《しわ》だらけの両手を合わせて合掌するのです。母は穏やかな表情になって、凛《りん》とした空気が周囲にみなぎっていました。昨日までの苦しそうなあの表情はどこに行ってしまったのでしょう。

「誰といるのが楽しいの？」と聞くと「神仏」と答えました。

危篤を告げられる前の母は毎日のように「逝《い》きたいね。早く逝きたい」と言っていました。しかし、いよいよ死に近づいたとき、神仏に出会い、救いの光とでもいうものに照らされているようです。

そのときから、母の病状が快方に向かっていきます。周囲の人々から「こんなに素敵な笑顔を見たことがない」と言われるほど、表情は変わっていったのです。

死の淵に立った者にしか見ることができないこの神仏の光こそが、私たちをあの世の幸福な世界へと導くものなのでしょう。

母は島で私と暮らすことを楽しみに、リハビリに精を出すまでに回復していきました。その姿に安心して、私は一時帰島しました。

島では、職員やボランティアのメンバーが私の帰りを心待ちにしていました。入所者の居室になるはずの大広間には、支援者からの荷物が天井近くまで高々と積まれていました。準備は着々と進んでいましたが、相変わらず入所の申し込みはありませんでした。

その夜、私は念のために実家に電話を入れ、母の容体を確認しましたが、とくに変わった様子はないと言います。安心して電話を切ったものの、なぜか、母が自分を呼んでいるような気がしてならないのです。翌朝、いつの間にか私はフェリーに乗っていました。

2時間ほどで本土に着き、いつものように電車に乗り換えます。しばらくして私の携帯電話が鳴りました。

「母さんが……」実家の兄からでした。

私は「今、直江駅に着いたところ、すぐ病院に行くから」

「どうしてそこに！　昨日島に帰ったはずだろ？」と兄は驚きました。

母はベッドの上で安らかな眠りについていました。私は母の唇を水でうるおし、頬に顔を寄せました。そして母に、母の心の奥の魂に語りかけました。

「ありがとう、お母さん」

そして、母は旅立ちました。

母の素敵な微笑《ほほえ》みが私を癒やしてくれました。

ふと母の頭上を見上げると、病室の壁にはまだあの紙が貼っていました。

「頑張っている母に『頑張れ』とは言わず、『大丈夫だよ』と声をかけてやってください。娘より」

私は静かにその紙をはがしました。そして、兄たちともう一度「大丈夫だよ。ありがとう」と言って別れを告げたのです。

医師や看護師らが見送る中、私たちは兄の車で病院を後にしました。母は私の腕の中で静かに眠っていました。母の体を抱きしめながら、そのぬくもりをいつまでも感じていたいと思いました。

車内は母の生前と変わらず、とても明るい空気に包まれていました。今も母のぬくもりが、抱きしめた私の胸と腕に残っています。

春

臨終

お母さん

　野の桜がはらはらと散る中で、山桜が雄大に美しく咲く姿に励まされる私です。

　そういえば、家の玄関先、仏壇に、そして墓前に花を飾るのがお母さんの常でした。忙しい合間を惜しんで、花と向き合う野良着のお母さんの姿が、美しく見えたものです。

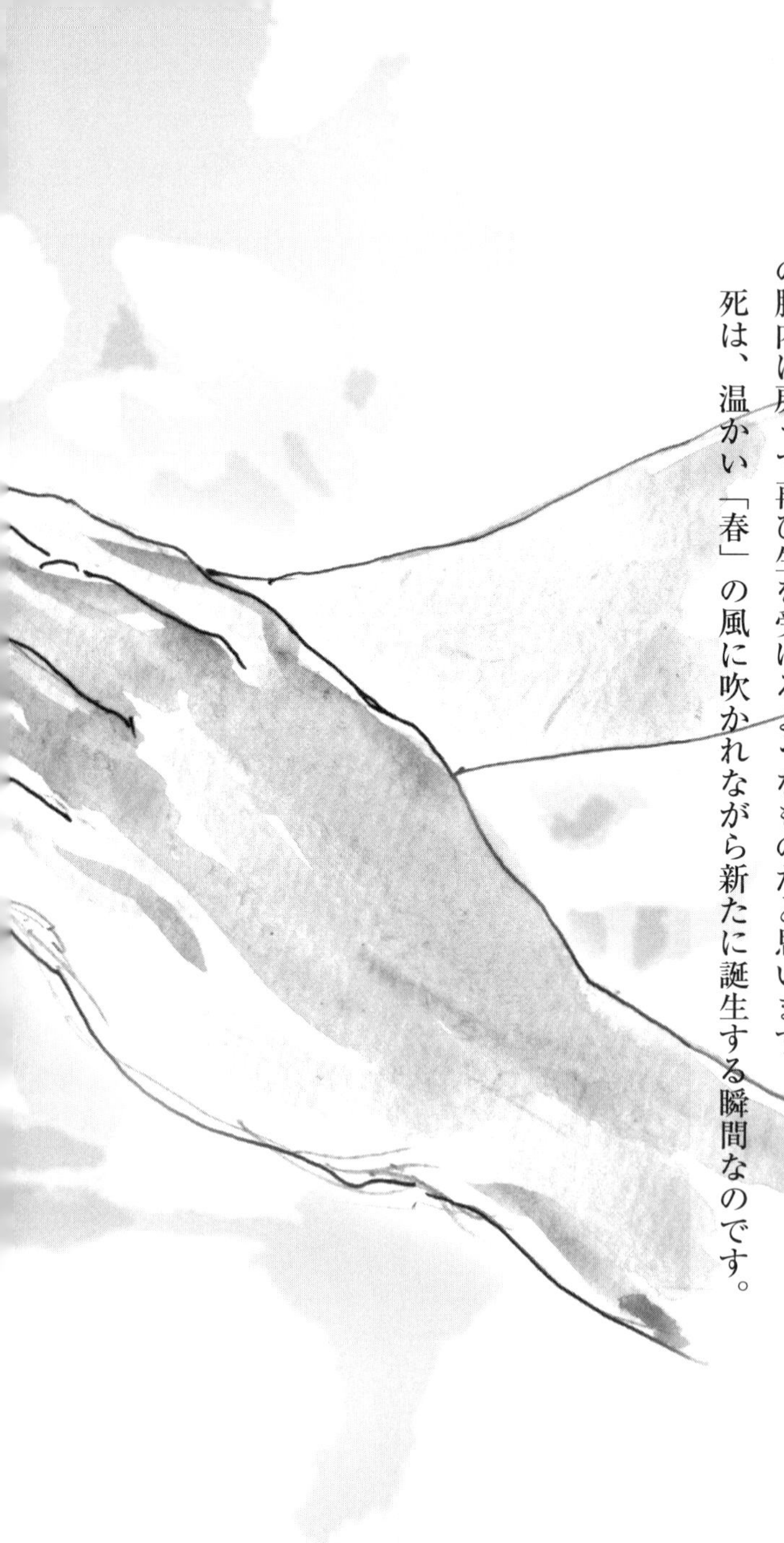

人は誰でも最期の時を迎えます。しかし、死は決して終わりではなく、母の胎内に戻って再び生を受けるようなものだと思います。
死は、温かい「春」の風に吹かれながら新たに誕生する瞬間なのです。

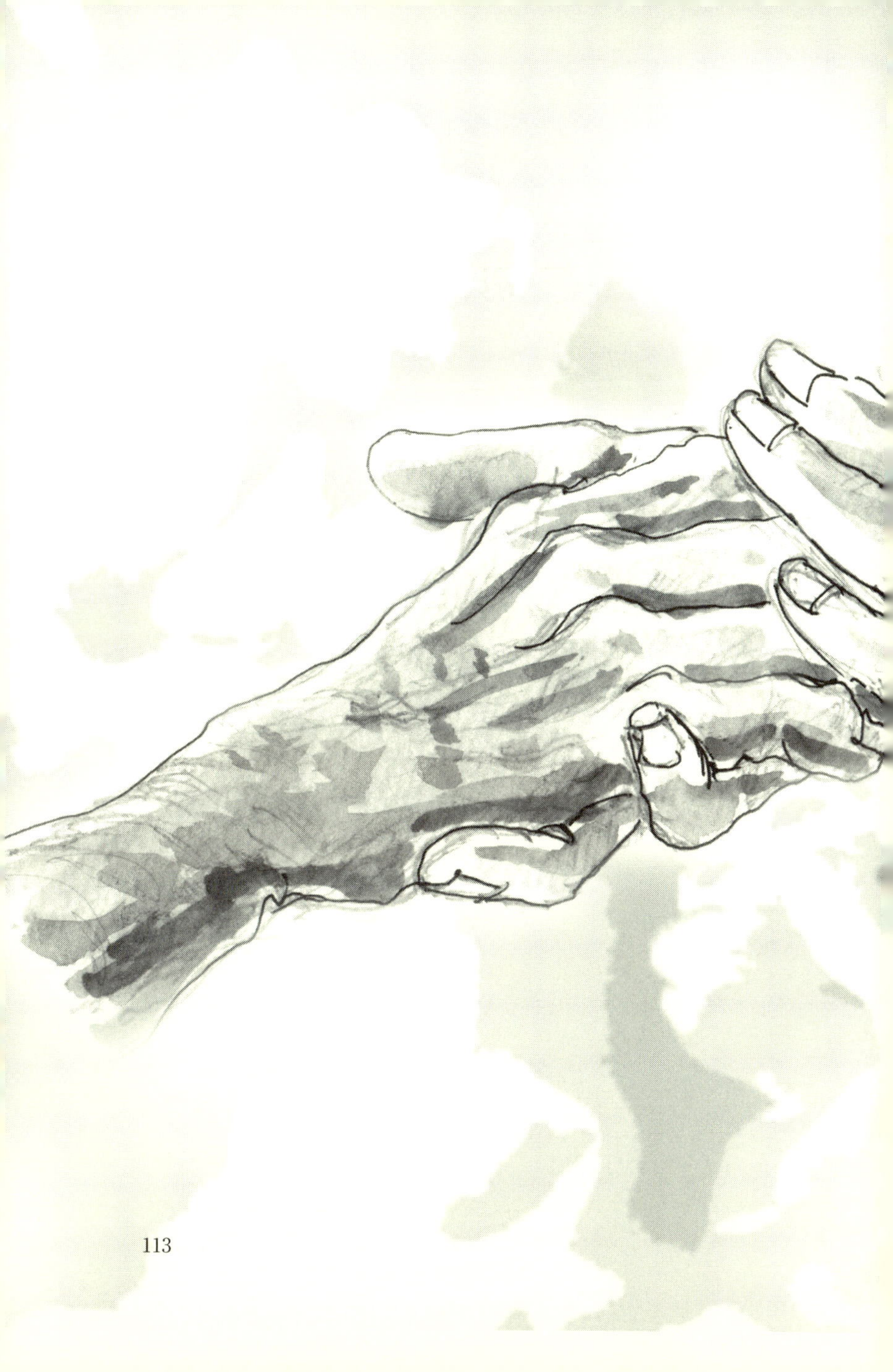

余命10日と言われ、4ヵ月もの間生きた千代さん

「なごみの里」も新しい年を迎え、設立してから3年目になります。昨年のお盆には自宅にベッドがなく悲しい思いをしてしまった千代さんに、今年はそんな思いをさせないように、事前に奥さんと話し合いました。

今年の御大師様参りの日には千代さんのただ一人のお孫さん(息子さんの娘)も帰って来ると言いますので、千代さんが一泊できるように準備をしようということになりました。千代さんにそれを伝えると「いいのかね。嫁にすまんな。本当に帰っていいかね」と何度も念を押します。

ところが、1月の末から全身の浮腫《むく》みがひどく、2月に入ると千代さんの食事の量が極端に減ってきました。そして、呼吸も苦しく「体がせつない」と言うのが口癖になってしまいました。

島の診療所に連れて行って診てもらったところ、ガンが全身に回っている可能性が高く、何と10日持つかどうかだと言うのです。

月に一度、「なごみの里」に訪問診療があるのですが、簡単に聴診器で呼吸を看て血圧を測る程度の検診ですから、ガンの可能性など分かりません。これ以上の診察を希望するには本土の病院に行くしかありません。千代さんに「本土の病院に行く?」と聞くと「もう行かん」と言います。医師からは「10日くらいかもしれないので覚悟してください」と言われて診療所を後にしました。

10日の命かもしれないと言われましたが、里に帰っても淡々とした暮らしが続きます。診療所で受信した翌日から、朝のごはんのたびに「柴田さんや、わしは元気だ。ごはんをいっぱい食べられる」と言いましたが、じつはほとんど食べていないのです。

宣告された10日も過ぎ、やがて春がやって来ました。

スタッフに千代さんがガンで余命10日と伝えたら、スタッフが不安になり、千代さんにもその不安が伝わってしまいます。ですから、最期の何日か、いよいよというときまでは伝えることはしません。

千代さんは自宅に帰る日を今日か明日かと心待ちにしていますが、今年は帰れそうもありません。そのことを伝えようと思いながらも、私はためらってそれができないままでした。

お大師様参りの当日に、島に帰っていたお嫁さんが、千代さんの大好物の草もちを作って「なごみの里」にやって来ました。

「ばあさん、今年は寒いし帰られんよ」とお嫁さんは言い、体が悪いからとは言いませんでした。私も「千代さん、体がよくなったら帰りましょう。大丈夫です」と声をかけましたが、千代さんは泣き崩れてしまいました。

ところで、千代さんは最期は「なごみの里」に任せると言いましたが、息子さんの奥さんには状況をお伝えして覚悟していただく必要があります。

また、本当に「なごみの里」で最期をお迎えしていいのかの確認が必要です。すでに意向は聞いていますが、私は奥さんと、その一人娘の千代さんのお孫さんはどうなのか、その意向を本土に住む奥さんを訪ね、近くの喫茶店で話をして確認しました。

奥さんもお孫さんも「おばあちゃんの言うことを優先してください」「里があるから、おばあちゃんの思いが遂げられます。それが一番しあわせだと思います」と言われましたが、その気持ちが変わらないかどうか、2月から6月の間に三度確認をしました。

なぜそこまで確認が必要かというと、心はときとして変わるものだからです。ココロ変わるからココロと言うのかもしれないと思うほど変わります。とくにいざというときは心が揺れるものです。

千代さんは余命10日と言われましたが、それから4ヵ月もの間共に生きて下さいました。その間、どんどんごはんが食べられなくなります。水分が溜まって利尿剤を飲むけれど、いっさいの治療は受けたくないと言っていたので、定期診療以外で先生を呼ぶことはしませんでした。

それでも、私は毎朝「先生呼ぼうか」と聞きますが、決まって

「呼ばんでいい、わしはこんなにごはん食べとる。大丈夫、心配せんでいい」

「分かりました」

という会話が毎日続きます。

そしてある日、朝起きて窓を開けると、朝の日差しが千代さんの顔を照らしました。千代さんはかすかに目を開けて、「息子がなあ、母ちゃんお疲れさんと言って笑ってくれた」と言います。

私は、白血病で親より先に旅立った息子さんを「自分が殺した」と責めつづけた千代さんの胸の痛みがやっと癒されて、旅立つときが来たのだと感じました。

千代さんの神々しい見事な最期

私は、千代さんを看取《みと》りの部屋に移す決断をしました。千代さんはオムツはつけずに、ポータブルで最期まで排尿をしたいと思っていましたのでそうしていました。しかし浮腫みがひどく、女性の介助では限界で男性が二人必要になってきました。それで、「千代さん、ごめんね。もう限界で職員が体悪くするから、オムツにしてくれんかね」というと「分かった」と言います。

「よくなったら、またポータブルでできるからね」と、希望を見つめながら話しました。千代さんがもう一度ポータブルでできるようになりたいと思っているのが、伝わってくるのです。

そして「皆でそばにいたいから部屋を移すよ」といって看取りの部屋と名づけた、

18畳の部屋に千代さんを移しました。

この部屋は村の人や親戚が来てもゆっくりとしていただけ、話ができます。また、たくさんの人が泊まることができます。千代さんにはスタッフが皆で、交代して途切れることなくつき添います。千代さんはだんだん水も入らなくなり、呼吸が変わり、目の色が澄んできました。もう、今日だな、と分かります。

看取りの部屋に移っていただく際にスタッフには、次のようなことを話します。

……千代さんのもとに、息子さんがお迎えに来ました。やっと愛する息子さんに会えました。

旅立ちは、魂のエネルギーの完成なのよ。体はだんだん朽ちてゆくけれど、魂は完成されていく。私たちはそこに立ち会えるしあわせな人間だから、千代さんのもつエネルギーの大きさを感じるために、自分たちの心をオープンにしましょう。

自分たちの心が閉ざされていてはエネルギーを受け止めることができないからね。

ゆっくり時間があるので、できるだけ千代さんのそばに行って、千代さんの神々しいエネルギーをもらってほしい。……そのためにふれあいましょう。

この時期になると、事務職もみな停止します。事務をしているより、この場に参加するほうが心の満足がありますから、事務をしていられなくなります。スタッフ全員で極力、看取りの部屋にいるようにするのです。そうすると、千代さんの空気が伝わってきます。

赤ちゃんを見ると微笑み、やさしくなるのと同じようになります。千代さんをさすり、抱き寄せることで、私たちが救われていくのです。

私は、千代さんの首の下へ左手を差し入れて、頬を寄せ右手で手を握ったり、頭や頬をなでます。スタッフの一人が私の横に座り千代さんの手を取ります。他の二人は足もとに座って足をさすりながら一夜が過ぎていきました。

翌日の昼2時。千代さんの瞳がさらに澄んできます。時間がない。そう感じた私は、親戚や近所の方に「千代さんが最期だからどうぞおいでください」と連絡をします。

皆が集まって部屋がいっぱいになります。口々に「ばあさん、偉かったねえ」「辛いことも多かったけれど、よく我慢した」「だんなといっしょのときが一番しあわせそうやったな」と、千代さんに話しかけながら最期のときが近づいてきました。

千代さんの息子さんの奥さんも昼前に駆けつけてくださり、村の皆さんといっしょに千代さんをさすります。

言葉では表現できないほどの神々しい空気、黄金の光を発しているように私には見えます。その空気がワーッと部屋中に広がり、障子の桟《さん》がピーッと光って見えるのです。そして、部屋にいる皆がやさしくやさしくなっていきます。

皆に手を取られ、頬ずりされる千代さんのかすかに微笑《ほほえ》んだその顔は比類なく美しいものでした。そして、3時15分。大きな息を一つして旅立っていかれました。

息を引き取ってからも、島の先生が到着するまでの間、同じようにして皆で千代さんの体をさすって、そのぬくもりを感じながら「ありがとう」と言葉をかけていきます。冷たくなっていく千代さんの体に私たちのぬくもりを授けます。

千代さんの息子さんの奥さんが「立派なばあやんだった。楽に逝《い》くことができてお母さんよかったね」と、涙ぐみながら話された姿が印象的でした。

3時間後に定期便に乗って隣の島の先生が来られました。

医師は千代さんを見て死亡を確認された後、畳の上に正座をして千代さんに向かって手を合わせて「ご立派でした」と言いました。その後、皆のほうを見て「お疲れ様でした」と一礼をされました。

医術の極意は、仁。医師の姿が美しく、その慈悲深さに心打たれ、茶の湯の作法や、華道の完成時における、荘厳さにも重なりました。

村には葬儀車はないので、乗用車まで抱いて千代さんをお送りします。すでにぬくもりもなく硬くなった体に、「ありがとう、千代さん」と繰り返し繰り返し語りかけていました。

外は夕闇に包まれていましたが、空は夕陽の残光でわずかに朱を残し、海は一面がすみれ色の夕闇に包まれて、波間にはかすかな光が見え隠れしていました。

私には不思議と悲しみはなく、千代さんと海と空のやさしさに包まれて、千代さんの体を、千代さんの心の故郷に送り届けることのできるしあわせに満ちていました。

里を送りだすときも、また自宅で出迎えるときも、千代さんのお顔を見て「仏様のように穏やかだね」と村の人たちは口々に言いました。

千代さんとの別れの悲しみ。しかし、その一方で生きとし生けるものすべてにいつくしみを感じた瞬間でもありました。

私には、千代さんにもお嫁さんにもスタッフにも村の人たちにも感謝しかありません。スタッフも村の人たちもずっと体をさすってくださいました。

千代さんは立派に生き、立派に逝かれました。

千代さんの見事な死、そして、スタッフと村のみなさんのやさしさ、医師の美しい姿、ここにこそ、これからもずっと伝え、繋《つな》がっていく命の継承、そしてやさしさや愛の継承があると思うのです。

◆コラム「生きていることに感謝」

ともに寄り添った20歳の女性スタッフの感想

専門学校を卒業し、介護の職に携わって2ヵ月余り。私は、人口700人の離島知夫里《ちぶり》島で、掛け替えのない場面に立ち合わせていただいた。それは、看取り看取られるという、幸齢者様の終焉《しゅうえん》。私には想像し難いほどの体の苦痛の中でも、決して医療に頼らず、そして私たちにも甘えない。そんな凛《りん》とした方だった容体が悪化したころから、職員は交代で傍らに寄り添い、心の準備をさせていただいた。私たちにくれた笑顔や、教えていただいた潔さに心からの感謝を捧げながら。

そして、親戚の方々、島の方々、「なごみの里」の職員に見守られる中、人生の幕を下ろされた。穏やかな日差しと空気が流れ、たくさんの人々が心いっぱいのありがとうを伝えた。

天国という場所があるのならば、きっと同じ情景なのだろうと思った。いや、幸齢者様が旅立つ先が天国であるのならば、同じ情景であってほしいと願った。それほどに幸福な情景だった。そして、冷たくなった手に触れさせていただいた。自然に涙が溢れ、止まらなかった。悲しさという感情だけではない、流したことのない涙だった。

「生きていることは、当たり前のことではない」

この言葉を何度も耳にしてきたが、20年間、毎日当たり前のように朝を迎えていた私は、実感として感じることができていなかった。そんな私に幸齢者様は、全力で命を燃やし、生きていることのすばらしさを教えてくださった。

看取り看取られるという瞬間に立ち合わせていただいたときに感じた幸福感が今も続いている。この幸福感こそが、見守ってくださっているということなのだろう。幸齢者様は、死をもって私たちが「生きている」ということを教えてくださった。生きているということがすばらしいということを。

命は儚《はかな》く、そしてとても尊い。

生きていることに感謝。

そんな気持ちが、私の心の中に宝物として今もキラキラと輝いている。——

エピローグ

継承される命と死の文化

暮らしの中で継承する死の文化

島の「なごみの里」は、ある事件があり、3年前に閉鎖せざるを得なくなりました。その後、江津に開いた「なごみの里」も事件の影響で閉鎖し、今は米子に移っています。別れて暮らしていた娘とは、息子と同じように娘が成人したころから交流をしていました。そして、江津の「なごみの里」の開設にあたって協力してくれ、いっしょに住むようになり、今も米子でともに暮らしています。

娘にとって、母の私は心配の種でもあります。どんな困難があっても、看取《みと》りの仕事を辞めない母です。

娘は家族でゆっくりと過ごしてほしいと願っていますが、私はこの国の美しく、尊い死の文化を取り戻すまでは辞められません。

極端な言い方かもしれませんが、死の文化を取り戻さない限り、この国は変わらないと思っているのです。

私は、父と母の小さな仏壇を持っています。

そして、朝夕、水を供えて線香を焚《た》いて、手を合わせて祈ります。６歳になる孫には「感謝の言葉を伝えるのが仏壇だよ。困ったことがあったら、仏壇に手を合わせて祈ってごらん。きっと答えてくれるから」と、常日ごろ言っています。

お土産などをいただけば、まず先に仏壇に供えて、報告をしてからいただくのは自然な暮らしの営みです。私が講演などで家にいないときは娘が水を供えて花を生けるのが習慣です。

こうして、自分が一人で生きているのではないこと、また、生かされ支えられていることに感謝する気持ちが自然に養われます。

子供たちに強制するのではなく、暮らしの中で自然に習慣として身についていくことが文化だと思っています。

先日、ホテルのレストランでのこと。ある60代の夫婦の会話が聞こえてきました。「あなた、お客様に頂いたあれをおばあちゃんに（仏壇）備えてくれた？」と奥さんが聞いたところ、ご主人は「いや、冷蔵庫に入れといたよ」というのです。60歳の方でさえ、仏壇に供える習慣がなくなっています。ましてや20代、30代、さらにその子供たちに、この文化が引き継がれているのだろうかと思うと、背筋の寒くなる思いがしてしまいます。

娘の二人目の子供が生まれるというので、部屋の移動をするために、片づけをしているときに「おばあちゃん。いつあっち行くの？」と孫が聞きました。私は「いつ逝ってもいいように、片づけしているんだよ」と答えました。

翌日、私が出張に出かけるときに、孫は機嫌が悪くて見送りをしませんでした。すると娘が「チーバー（私のこと）と最後になったらどうするの。挨拶していなかったらとっても悲しくなるよ」と言うのです。

それで孫は「チーバーいってらっしゃい」と見送ってくれました。

毎日の暮らしの中では、特別なことはしないのですが、何気ない会話や習慣が継承された文化となっていくものだと思います。

それぞれの家庭で、空気を吸うように暮らしの中で習慣となって、体に染みついて死の文化が継承されることを願っています。

日本の文化、美意識を次の世代に受け渡す

「愛は時間を注ぐこと」と言いますが、何かをしている時間ではなく、ただその人のそばに寄り添って話を聞き、あるときは何も言わずに黙っているだけなのです。そのことで共感しているのです。そのような時間を過ごすことが愛なのだろうと分かってきました。

千代さんは朝に夕に手を合わせて祈っていました。そして、御大師様参りの日とお盆には自宅に帰り、仏壇に手を合わせるのが何よりの願いでした。

体を悪くして、旅立ちが近くなって自宅に帰ることができず、泣き崩れました。

その姿を見て、私は千代さんを抱きしめていっしょに泣きました。しかし同時に、

なんと美しい姿だろうと心が震えていたのです。

先祖や神仏に恋い焦がれて、手を合わせることができずに涙する姿。

これが日本という国が営々と築いてきた誇れる文化だと。そして、これこそが心の奥底にある信仰心であり、古来伝わってきた美意識だと感じながら……。

そんな千代さんに出会い、ともに過ごすことのできた時間を宝物のように心の中にしまい込んでいます。


そして看取り士こそ、この日本の文化、美意識を次の世代に受け渡す役割を担っています。

私は今、看取り士を養成するために「看取り士養成講座」を開いています。この講座では、茶道や華道、そして礼儀作法の大切さも学びます。死を神々しく美しいものだと理解し、文化にまで高めた故人たちの心を次の世代に継承したいと思うからです。

茶の湯の利休の言葉に

「茶は服の良き様に点《た》て、炭は湯の湧く様に置き、冬は暖かに夏は涼しく、花は野の花の様に生け、刻限は早めに、降らずとも雨の用意、相客に心せよ」とあります。

看取り士は、まさに茶の湯の心と同じように旅立つ人に接するのです。

※資料編（柴田久美子著『看取《みと》り士』より）

●「1億総ヘルパー」時代に突入

介護保険制度がはじまって、ヘルパーさんを自費で呼ぶと、1時間で4000いくらの費用になります。「4000円あげるから、オムツ替えて」ということです。すべての人が介護を平等に受けることができるようになったことで、制度によって救われたという側面もあると思います。

私たちは、健康で働ける体を持っていたら、先に旅立つ方のためにオムツを替えることができます。「オムツ交換はヘルパーさん以外の人がしてもいいの？」という感覚には、違和感があります。

私がそのように言うと、上野千鶴子先生は「そうではない。介護保険制度ができて、介護が受けやすくなったのだからすばらしい」と言われました。

たとえば、大学生の孫が同居しているおじいちゃんが寝たきりでオムツしているとしたら、親は「あなた、大学に行く前に替えてあげて」と言うのが普通だと思うのです。これが、1億総ヘルパーということです。

しかし、現状の介護保険制度は1億人の日本国民皆で、という考え方はありません。「あなたはしなくていいよ。専門家がやってくれるから」という捉え方をする人を増やした制度です。

中には、制度ができても「介護保険は使わない。それは国のお金だから使わない」という人もいました。ある方の例ですが、その方の場合、残念なことに悲惨な最期でした。

福祉事務所から連絡があって、私はその方のところへ行ったのですが、「あなたは、無償でやるなんて、宗教家か？」と言われました。

それで次に私たちの男性ヘルパーが行ったら、相性が合わなかったのか断られたので、やむを得ず福祉事務所に事情を話して、ケアをお願いしておきました。しかし、結局その方は亡くなってから発見されたのです。

警察から電話があり「あなたの名刺が、この方の遺体のそばにありました。どういうことでしょう?」と言うのです。腐乱状態でした。ご本人は動けなくて、電話もできず、電気も止まり、どんな思いで私の名刺を握って亡くなったのでしょうか。

これでは貧しすぎると思いました。見捨てられたようなものです。これが今の日本なのです。

その方はクラシックがお好きと言われ、アルバムの数の多さに圧倒されました。凛《りん》として生きておられる、その生き方に感動すら覚えました。ところが、一人で誰に看取られることもなく旅立たれたのです。

しかし、本当は私たちは一人では生まれることも死ぬこともできないのです。

その方の場合は、私たちの訪問を拒否されたのでそういう最期だったけれど、人間はいずれ亡くなるということが、神仏との約束だから周りに迷惑をかけるような死に方をしてはいけないはずです。

最期にあたって他人に迷惑をかけてはいけないから、事前に準備をしないといけません。

そして、皆で支え合う社会を取り戻さないといけません。

●しあわせに旅立つための看取り士と「エンゼルチーム」について

現在、私は鳥取県の米子市で看取り士として「なごみの里」を運営しています。自宅で看取りたいけれど、どうしていいか分からないと言う方々からの問い合わせに答えて、そのお手伝いをするケースが増えてきました。

在宅で安らかな死を迎えるためのお手伝いをする「エンゼルチーム」というボランティアグループも作って活動しています。

現在、全国に３００人を超えるエンゼルチームのメンバーがいます。「なごみの里」は米子にありますが、島での活動時と異なり、米子では看取りの家として短期入所の緊急避難場所のような意味での拠点になっています。そして、看取り士は全国の各家庭に出向いて看取るのです。

エンゼルチームのメンバーは、皆がいつも同時に活動しているのではなく、一人ひとりが依頼されたら行くという形になっています。一人の方に対して、ボランティアのメンバーが10人ずつ固定ですが、ケースバイケースで5人ということもあります。

固定メンバーなので、一人の方に対していろいろな人が行くのではありません。

朝と晩に毎日ということになると、時間数によっても違いますが、2時間必要だとしたら、担当のメンバーが10人くらいいないと困難です。まずご家族、親族、友人でエンゼルチームを作りますが、メンバーが足りない所を補足します。

全国ではエンゼルチームのメンバーは、現在のところ300人くらいになっています。全国に44支部あります。

●帰りましょう、帰りましょう……エンゼルチームの活動から

続いてエンゼルチームの活動から、ここで利用者の方の実例をご紹介します。

「母が、病院から家に帰りたがっています。お願いします」と、江津から連絡がありました。江津には入所できる場所はありませんから、まずお目にかかりましょうということで、病院を訪ねました。

94歳のキヨさんは、ベッドの上からステキな笑顔を向け、初対面の私の手を取ると

「家に帰りたい。寂しい。ここに寝て」とベッドに誘われました。この三つの言葉だけを、何度も、何度も、私の手が痛いほどに握り締めたまま、繰り返しました。

「ええ、ええ。帰りましょう。帰りましょう」

この方の願いを叶えることが私の天命です。何の準備もできてはいませんが、最後の1％のしあわせを手渡したいという熱い思いに駆られ、その日から、この地区のエンゼルチームへの協力依頼にまわりました。12人もの協力員の方々が集まりました。協力員の方々のボランティア内容は、「そばにいて手を握る」こと、そして「見守る」こと。

見知らぬ利用者の方のために、時間を捧げてくださる方々が、こんなにもすぐに集まろうとは、私自身考えも及びませんでした。

そして、無事に退院の日を迎えました。キヨさんは仕事をもつ息子さんとの二人暮らしです。介護はヘルパーさんが、日中の見守りはエンゼルチームの協力員の方々が担いました。

母親を家に連れて帰りたいと望まれた息子さんが、お仕事を続けながら、寝たきりのお母さんと暮らすことになりました。

息子さんは夢のようだと言います。介護にさほど心を砕くことなく、元気なころと同じように母親との暮らしが実現しました。

あとがきにかえて

この本を読んでくださる皆さんへ

青空が高く、夏の日差しがまぶしいほどです。

医療の乏しい離島で、抱きしめて看取《みと》ることを実践して13年。

本土での活動をはじめ、最も驚いたのは、本土における医療依存度の高さでした。

最後、家で死にたいと思いながら病院で管に繋《つな》がれる。それを当たり前とする死の文化。

それは正しいことでしょうか。

人の命の重みを思うとき、最期こそ自由であってほしいと願います。

私の夢はマザーテレサの夢でもあった「すべての人が愛されていると感じて旅立て

る社会創り」です。

看取り士（余命告知から納棺までをお世話する）と、看取りボランティア「エンゼルチーム」の仕組みを全国に展開し、私の夢の実現を果たしていきたいと願っております。

２０２５年、団塊世代の皆様の高齢化により43万人の方の死に場所がないと推定されております。

子や孫に一人ひとりが人生を最期プラスで終われる姿を見せることが、私たちが生まれ出た意味だと感じます。

私たちの活動は小さな小さな活動ですが、大きな花を咲かせることを祈っています。どうぞこの活動があることを、皆さんの手から手へお伝えいただければ幸いです。

すべての皆さんのしあわせを祈って。感謝合掌。

平成25年7月吉日

柴田久美子（しばたくみこ）

島根県出雲市生まれ。
日本マクドナルド㈱勤務を経てスパゲティー店を自営。
平成5年より福岡の特別養護老人ホームの寮母を振り出しに、平成14年に病院のない600人の離島にて、看取りの家「なごみの里」を設立。本人の望む自然死で抱きしめて看取る実践を重ねる。平成22年に活動の拠点を本土に移し、現在は鳥取県米子市で在宅支援活動中。新たな終末期介護のモデルを作ろうとしている。
また、全国各地に「死の文化」を伝えるために死を語る講演活動を行っている。
一般社団法人　なごみの里
〒683-0033　鳥取県米子市長砂町628-1
TEL/FAX：0859-38-4321
http://nagominosato.org/

現在
一般社団法人なごみの里　代表理事
一般社団法人日本看取り士会　代表理事
介護支援専門員
吉備国際大学短期大学部　非常勤講師
神戸看護専門学校　非常勤講師

略歴

1973/03	大阪YMCA秘書科卒業
1973/10～	日本マクドナルド株式会社勤務
1989/10～	東京都および福岡県にて洋食レストランを経営
1993/09～	各種介護施設にて寮母として勤務
1998/04～	知夫村社会福祉協議会にてホームヘルパーとして勤務
2002/05	NPO法人「なごみの里」設立。同理事長
2010/11	第一回AJCC（オールジャパンケアコンテスト）主催
2011/03	一般社団法人「なごみの里」設立。同代表
2012/06	一般社団法人日本看取り士会設立。同代表

著書
『「ありがとう」は祈りの言葉』（佼成出版社）2004
『抱きしめておくりたい』（西日本新聞社）2006
『死なないでください』（アートヴィレッジ）2006
『風のようによりそって』（佼成出版社）2006
『看取りの手びき　介護のこころ』（佼成出版社）2008
『命のバトンを受け取るために』2008
『臨床老年看護』（日総研）2013～連載中
『ありがとう　おばあちゃん』（文芸社）2013
『ありがとうの贈り物』（燦葉出版社）2013
『幸せな旅立ちを約束します　看取り士』（コスモ21）2013

看取り士日記

2014年3月31日　第1刷発行

著　者　柴田久美子

発行人　杉山　隆

発行所　コスモ21

〒171-0021　東京都豊島区西池袋2-39-6・8F

TEL. 03-3988-3911

FAX. 03-3988-7062

URL. http://www.cos21.com/

印刷・製本　日経印刷株式会社

定価はカバーに表示してあります。

ISBN978-4-87795-276-1　C0030